CB015468

Para meu pai Germano

para minha mãe Germana e

para Vicente Pereira

alternativas de **A** a **Z**

patricya travassos

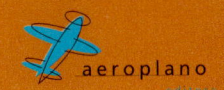
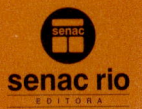

PRODUÇÃO EDITORIAL
Christine Dieguez

PESQUISA
Joaquim Vicente

CAPA
Ludmila Machado

EDITORAÇÃO
FA editoração eletrônica

REVISÃO
Eduardo Coelho

ILUSTRAÇÕES
Bragga e Chico

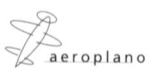

ADMINISTRAÇÃO REGIONAL
DO SENAC NO RIO DE JANEIRO

PRESIDENTE DO CONSELHO REGIONAL
Orlando Santos Diniz

DIRETOR DO DEPARTAMENTO REGIONAL
Décio Zanirato Junior

EDITOR
José Carlos de Souza Júnior

COORDENAÇÃO DE PROSPECÇÃO EDITORIAL
Marianna Teixeira Soares

COORDENAÇÃO DE PRODUÇÃO EDITORIAL
Elvira Cardoso

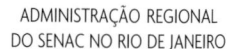

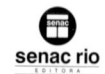

AEROPLANO EDITORA E CONSULTORIA LTDA.
Av. Ataulfo de Paiva, 658 sala 402
Leblon – Rio de Janeiro – RJ
CEP 22440-030
Tel: (21) 2529-6974
Telefax: (21) 2239-7399
aeroplano@aeroplanoeditora.com.br
www.aeroplanoeditora.com.br

EDITORA SENAC RIO
Av. Franklin Roosevelt, 126/ 6° andar
Rio de Janeiro - RJ - Brasil
Tel.: (21) 2240.2045
Fax.: (21) 2240.9656
e-mail: editora@rj.senac.br

T712a

    Travassos, Patricya, 1952 –
        Alternativas de A - Z / Patricya Travassos. – Rio de Janeiro : Aeroplano:
SENAC – Rio, 2003

        236 p. : 13 x 23 cm
        ISBN: 85-86579-51-3

        1. Saúde – Dicionários. 2. Cuidados pessoais com a saúde – Dicionários
I. Título

CDD 613
CDU 613

Chegamos ao século XXI envolvidos em uma profusão de informações que o ser humano vem acumulando sobre si e o Universo ao longo dos tempos, nos mais diferentes pontos do planeta. Do Oriente ao Ocidente, técnicas, métodos, conceitos antigos e atuais, envolvendo medicina, filosofia, psicanálise e sistemas religiosos, entre outros temas, mostram-se como partes de um todo que está à disposição daqueles que se voltam para a busca do autoconhecimento, da melhora da saúde, do aprimoramento das relações sociais, do uso equilibrado dos recursos naturais; enfim, de uma vida mais saudável, digna e feliz.

Neste livro, Patrycya Travassos apresenta um minucioso trabalho de pesquisa dessas vertentes do conhecimento humano que hoje classificamos de "alternativas". Os que se interessam por esse tipo de aprendizado não poderiam ter à mão melhor material de consulta. A autora proporciona uma rica fonte de informações, fornecendo a definição de conceitos tão diversos quanto o budismo e a esparadrapoterapia e indicando os principais caminhos para quem deseja se aprofundar em cada tópico abordado, seja por meio da literatura, seja por meio da Web.

Para o Senac Rio, é motivo de orgulho participar de um projeto editorial como este, cujo objetivo maior é contribuir para o bem-estar físico e emocional do ser humano, facilitando seu acesso a um conhecimento que a Nova Era resgata e valoriza como fonte de vida e felicidade.

Gisele Couto
Centro de Educação em Saúde do Senac Rio

Neste início de século, saúde tornou-se estilo de vida. E estilo de vida tornou-se cultura.

Desde as revoluções de comportamento que marcaram a década de 1960, uma nova percepção do corpo e sua conexão com os estados de alma começa a marcar forte presença no universo cultural inquieto daquele momento. Novas práticas corporais e comportamentais começam a ganhar espaço e fazer parte do cotidiano de um crescente número de pessoas. Novas terapias, hábitos alimentares e técnicas de autoconhecimento proliferam e ganham *status* científico. Tradições e práticas milenares de diferentes culturas e credos tornam-se alternativas para uma vida melhor e para o desenvolvimento de uma maior consciência do nosso estar no mundo.

Foi com a preocupação de apresentar um panorama organizado desse imenso horizonte de novas possibilidades, que A AEROPLANO EDITORA oferece agora ao público *ALTERNATIVAS de A a Z,* um livro único para quem deseja conhecer o que há de mais novo e moderno para se viver com saúde e melhor qualidade de vida.

Patricya Travassos, atriz, produtora cultural, escritora e apresentadora do Programa *Alternativa Saúde*, sucesso há sete anos no canal GNT, é a autora de *ALTERNATIVAS de A a Z*, uma publicação esperada há muito pelo público.

Heloisa Buarque
Aeroplano Editora

introdução

Estamos caminhando, inevitavelmente, tanto para a morte como para a eternidade. A vida é uma dimensão de aprendizado, um estágio. Um momento, nesse enorme percurso, em que nossa alma experimenta todas as possibilidades.

Dizem os profetas, os espíritas, os livros esotéricos, os calendários Maia, que estamos passando por uma grande transformação, e que temos pouco tempo para efetuá-la. O século XXI está sendo bombardeado por tudo que o ser humano "mágico" descobriu, usou e obteve de informações sobre si mesmo e sobre o Todo, o universo; sobre quem somos, de onde viemos e para onde estamos indo. As informações estão à disposição. Não precisamos mais subir o Himalaia, ir ao Tibet ou à Índia para receber determinadas técnicas. Elas se espalharam pelo mundo. Não há mais sociedades secretas, nem iniciações ocultas. Está tudo disponível nas livrarias, na *internet* ou numa sala na Nossa Senhora de Copacabana. Só não vê quem não quer. Alguma coisa está mudando em nossa percepção do tempo, sensibilidade, consciência e memória. Alguma coisa está acelerando. Nunca fomos tantos, nunca estivemos tão longe da natureza e tão perto da tecnologia e informação; nunca os recursos da Terra foram tão desperdiçados, explorados e mal utilizados; nunca fizemos tanto lixo; nunca poluímos tanto e nunca nos sentimos tão sós.

Está mais que na hora de voltarmos nossa atenção para dentro; para nosso eixo central, nossa respiração interior; nosso eu superior. Só ele é casa, comida e colo para os tempos que estão passando. Dentro de nós, estão as respostas e o silêncio. Dentro de nós, pulsa o universo.

Patricya Travassos

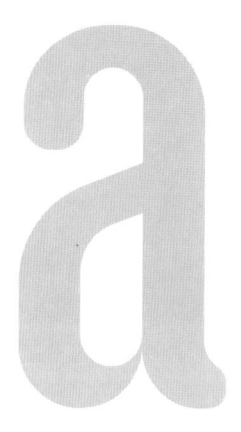

acupuntura

Faz parte da Medicina Tradicional Chinesa (MTC)*. Visa restabelecer a saúde através de agulhas a serem inseridas em pontos da pele. Após diagnosticar o desequilíbrio pelos sintomas tirados numa anamnese, visualizar o tipo de língua e tomar o pulso, escolhe-se os pontos. A acupuntura considera que a doença pode ser desencadeada por excessos ou insuficiências das funções dos órgãos internos e/ou excessos de fatores ambientais externos que podem se manifestar tanto no físico

* Cf. verbete

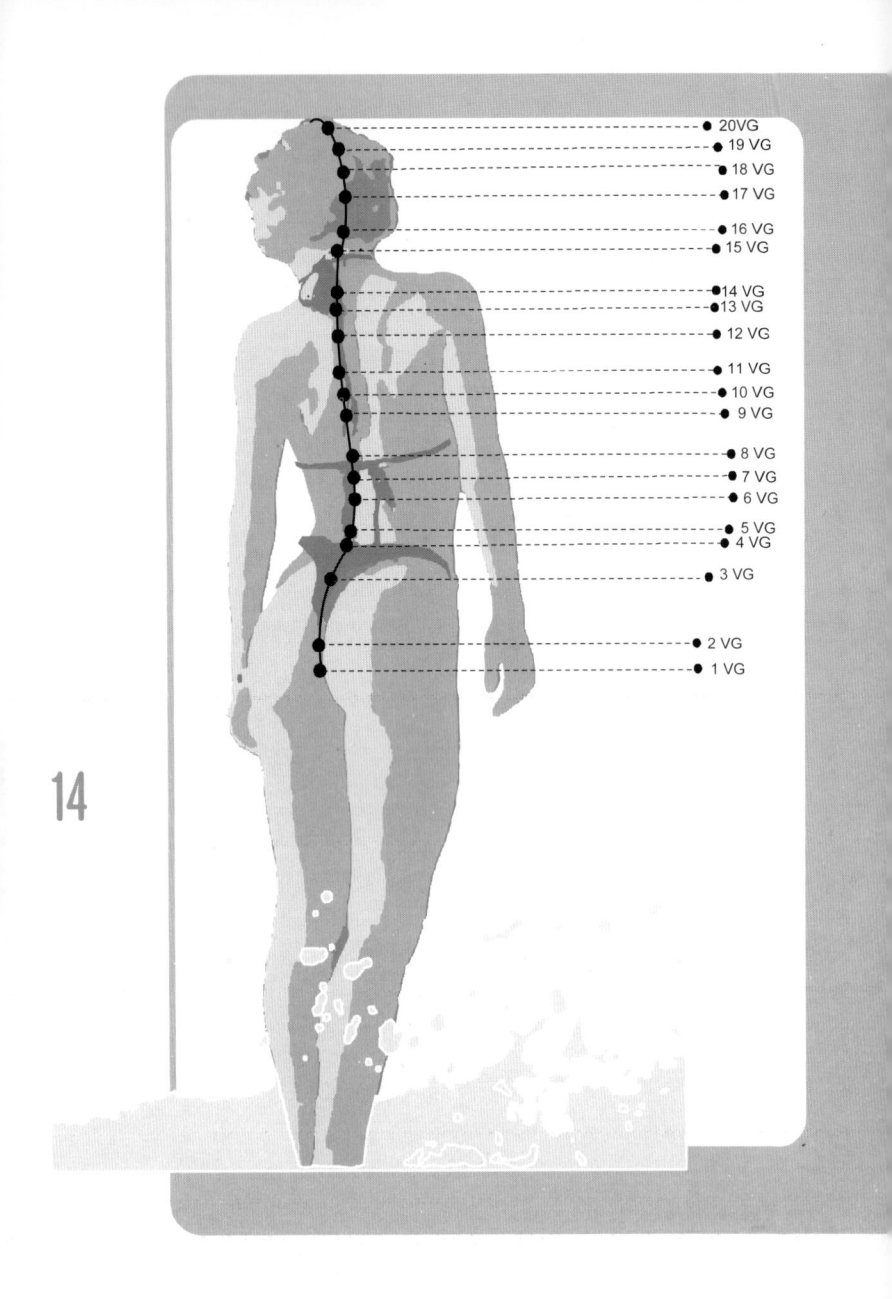

quanto no emocional. É excelente para tratar o estresse e desgastes naturais da idade. Animais e plantas podem também ser acupunturados. Há relatos, na literatura, do uso da acupuntura em cavalos de batalha da antiga China. É considerada uma prática médica pelo Conselho Federal de Medicina.

eletroacupuntura

Chama-se assim quando utiliza aparelhos que dão uma corrente elétrica às agulhas inseridas no ponto.

acupuntura a laser

O feixe de laser da intensidade de luz vermelha ou infravermelha é indicado em processos inflamatórios de tecidos moles (como bursites e tendinites), em processos inflamatórios de tecidos (como amigdalites e sinusites), em feridas para ajudar na cicatrização, em processos inflamatórios de gengivas etc. Nesses casos, também pode se usar em pontos de acupuntura e pode ser indicado a pessoas com medo de agulhas (adultos e crianças).

cromopuntura

A cromopuntura é uma técnica ocidental desenvolvida nos anos 70, pelo médico Peter Mandel, que fundiu a acupuntura com a cromoterapia. Incidem em pontos de acupuntura as diferentes freqüências de ondas de luz (cores), produzidas por uma lanterna com um cristal na ponta.

15

A

acupuntura auricular

O livro *O clássico do Imperador Amarelo,* datado de 500-300 a.C., é o mais antigo registro do uso de agulhas na orelha para o tratamento de doenças. A acupuntura auricular considera que a orelha está estreitamente relacionada aos órgãos e aos meridianos* e colaterais do corpo. As doenças podem ser tratadas por estímulos com agulhas, sementes, esferas metálicas ou laser de áreas que reagem às áreas doentes que são correspondentes.

* Cf. verbete

akasha

Palavra sânscrita que significa *espaço*, *éter*. É um plano espiritual que mantém um registro de todos os eventos, ações, pensamentos e sentimentos passados, presentes e futuros. É um grande arquivo, uma "espécie de HD do universo", que uma vez conectado faz que com a clarividência, a percepção espiritual, a capacidade profética e muitas idéias metafísicas e religiosas se tornem possíveis.

Akasha é um estado de consciência em que estão gravadas as trajetórias evolutivas dos universos, desde o princípio de sua manifestação até seu retorno aos mundos incriados.

Akasha é também conhecido como arquivo cósmico. Nesses *registros* ou *arquivos akáshicos* podem ser encontradas referencias sobre a trajetória já percorrida pela humanidade, bem como de suas possibilidades futuras.

alimento orgânico

Alimento orgânico é mais do que um produto sem agrotóxico: é o resultado de um sistema de produção agrícola que busca manejar, equilibradamente, o solo e demais recursos naturais (água, plantas, animais, insetos etc.), conservando-os a longo prazo e mantendo a harmonia entre esses elementos e com os seres humanos. As técnicas unem procedimentos agrícolas do passado a conhecimentos mais recentes sobre o manejo do ecossistema. Portanto, a agricultura orgânica é um método de produção de alimentos baseado em processos que não agridem a natureza, mantendo a vida do solo intacta.

alma

Você tem um corpo? Se respondeu 'sim', quem é este 'eu' que tem um corpo? Não poderia ser o corpo, não se pode dizer que o corpo tem um corpo. Então, isso é o que chamamos de alma.

Alma é existência além da matéria, além do corpo e dos cinco sentidos. É impossível defini-la concretamente, pois a alma é uma entidade abstrata. Não é matéria – é energia – mas também não é energia física.

A alma, conhecida em sânscrito como *atma*, é muito mais sutil que a energia material. É a força vital que mantém todas os seres vivos. Embora não possamos ver a alma, sua presença pode ser compreendida simplesmente pela consciência.

Alma é a parte essencial da individualidade. Segundo a teósofa russa Helena Petrovna Blavatsky é o "EU" que se desenvolve através da evolução, o elo entre o Espírito Divino do homem e sua personalidade inferior.

Cada alma é uma parte fragmentária e eterna de Deus.

17

A

alquimia

Alquimia é um termo que pressupõe a existência duma relação entre o todo da Criação e as partes que o compõem. Quando devidamente compreendida, trata do poder consciente de controlar mutações e transformações no seio da matéria e da energia e até mesmo dentro da própria vida. Ela é a ciência do místico e o forte do homem auto-realizado que descobriu sua unidade com Deus e está disposto a desempenhar seu papel.

análise psico-orgânica

Teoria e método elaborados por Paul Boyesen a partir das teorias de Reich e da biodinâmica* de Gerda Boyessen, sua

* Cf. verbete

mãe. Paul criou seu próprio pensamento e movimento. Deve reconhecimento também a Jung e Freud. A abordagem psico-energética/orgânica é baseada na intervenção, no sentido de motivação, em que o terapeuta convida o paciente a se expressar, a buscar seus conteúdos recalcados e, desta forma, atualizar e viver o que não pôde ser expressado. Isto viabiliza ao sujeito constatar suas bases constitutivas, revisitar seus referenciais originais, buscar os seus sentidos para atualizar suas relações no mundo. A psico-orgânica inscreve-se no campo das terapias com mediação corporal. Este método alia, intimamente, o trabalho corporal ao analítico.

análise transacional

A análise transacional foi criada na década de 50 pelo psiquiatra canadense Dr. Eric Berne e ainda é uma das formas mais rápidas e dinâmicas do indivíduo conhecer a estrutura e o funcionamento da personalidade. As experiências realizadas por René Spitz demonstraram que, se deixadas sem o carinho materno ou de pessoas que o substituam, as crianças têm seu desenvolvimento intelectual retardado. Elas ficam, além disso, mais sujeitas a doenças e à morte prematura. Eric Berne, a partir dessas observações, concluiu que o "reconhecimento" é o objetivo das transações sociais.

Utilizando uma linguagem simples, a análise transacional propicia uma compreensão de como ocorrem falhas no relacionamento interpessoal, apontando o que se pode fazer para modificar comportamentos inadequados produtores de resultados negativos.

A análise transacional fornece um modelo descritivo do funcionamento da personalidade humana que nos permite compreender, de forma simples e objetiva, como nosso ego se comporta em diferentes circunstâncias.

animal de poder

É o animal guardião, companheiro e protetor dentro do universo xamânico. Ele serve como guia na busca de conhecimento espiritual bem como no entendimento de si próprio e da sua existência. Quando entramos em contato com sua energia (através de uma viagem xamânica ou sonho), podemos sentir nossa força interna se expandir e transcender o tempo e o espaço.

A natureza da relação entre o homem e o animal é de origem espiritual. Nas religiões antigas existem registros de vários rituais entre o homem e o animal em todos os hemisférios. A simbologia animal está profundamente gravada no inconsciente coletivo. Esses arquétipos ocultos estão por trás das transformações humanas; o animal de poder faz parte dessa simbologia, revelando, a cada pessoa, seu lado mais forte e instintivo, muitas vezes oculto.

No xamanismo*, quando uma pessoa adoece, é porque ela pode ter perdido sua força animal. Cada animal traz seus talentos e sua sabedoria, sendo que nós possuímos as mesmas características de personalidade que nosso animal de poder. Podemos assim aprender muito com eles a respeito de como agir e reagir frente às adversidades.

Para encontrar seu animal de poder é necessário se submeter a uma jornada xamânica orientada por um xamã.

anjos

Em geral chama-se de anjos a uma grande variedade de seres, mas anjos são apenas um setor do reino dévico**, que segue uma linha evolutiva paralela à humana. São, essencialmente, espíritos construtores e transformadores dos níveis de consciência. Não dispõem de corpos físicos densos. São consciências magnânimas; só com pureza o homem pode contatá-los.

* Cf. verbete
** O reino dévico compõe-se de seres, consciências e hierarquias de elevado grau de pureza.

Trabalham com a energia de símbolos e arquétipos; não têm mente como a humanidade a conhece; o processo criativo, portanto, não se baseia em seqüências de pensamentos e raciocínios. Tampouco se submetem ao conceito de tempo: vivem por inteiro no eterno presente. Assumem ampla gama de tarefas, mesmo em níveis concretos. Devido a isso, são em geral publicadas e difundidas informações dúbias e sem bases reais a seu respeito. A evolução é isenta do livre-arbítrio e do envolvimento com forças involutivas.

anma

Anma é uma das mais antigas e tradicionais massagens. Não se sabe exatamente há quanto tempo é praticada. Essa técnica é facilmente aprendida, pois não requer estudos prolongados. Pode ser executada em uma cadeira ou no chão. Praticar diariamente e receber essa massagem, junto a uma dieta equilibrada, torna-se um modo efetivo de prevenir males e garantir saúde física, espiritual e psicológica.

No anma, valores psicológicos e morais, como na maioria das formas de trabalhar-se o corpo, são elementos muito importantes. O estudo e prática da filosofia, religião e cultura oriental não são requisitos para praticar o anma, mas é interessante que você estude algo sobre o taoísmo e a filosofia zen para integrar sua prática de massagem e sua vida diária.

Há sete lições fundamentais para praticantes de anma:

1) Não basta conhecer as técnicas, é necessário refiná-las;
2) Nunca se proclame o responsável pela cura. Estabeleça uma relação mútua com o paciente;
3) Aprenda a ver o corpo não apenas pelos olhos, mas também através das mãos;
4) Não use sua intuição para diagnosticar antes de desenvolver seus fundamentos de maneira sólida;
5) Imaginação pode ser mais importante que conhecimento. Seja cioso e temeroso;
6) Sempre siga o fluxo do tao. Não trabalhe contra ele;
7) Centre-se e equilibre-se na harmonia do *yin* e do *yang*.

antroposofia

A palavra *antroposofia* vem do grego e quer dizer *conhecimento do ser humano.* É um método de conhecimento da natureza humana e do universo; aplica-se, praticamente, a todas as áreas da vida. Baseada no fato de o universo não ser composto apenas de matéria e energia físicas, ela descobre um mundo espiritual estruturado de forma complexa e em vários níveis. Por exemplo: os seres humanos têm um nível de substância espiritual não física mais complexa do que o das plantas e dos animais. Considera também a existência de seres puramente espirituais, que não têm expressão física e atuam em diferentes níveis de espiritualidade. Alguns desses seres estão acima da constituição humana, mas nem por isso deixam de ser compreensíveis e perceptíveis por meio de uma observação direta e supra-sensorial. Para a antroposofia, a substância física é uma condensação da substância espiritual não-física. É, portanto, um estado do ser espiritual. Para ela não existe o paradoxo do espírito atuar na matéria. O espírito é a origem de tudo. A antroposofia parte não somente do autoconhecimento humano, mas também do reconhecimento de todo o universo; demonstra, além disso, que o mundo espiritual pode ser observado com tanta clareza quanto o mundo físico. Para isso é necessário que se desenvolvam, individualmente, órgãos de percepção que estão, em todos os seres humanos, em estado latente. Aquilo que se denomina usualmente *intuição* é para a antroposofia uma percepção espiritual. A antroposofia fornece uma grandiosa perspectiva para a evolução da terra e do ser humano, abrangendo todo o passado histórico e préhistórico. Através dela pode-se, conceitualmente, entender muito do que foi transmitido pela Antigüidade através de imagens como a dos mitos antigos e dos relatos no Velho e Novo Testamentos, passando pela filosofia grega, Idade Média, Renascença até o materialismo moderno. A antroposofia recomenda um desenvolvimento moral que deve ser fundamentado, pessoalmente, no conhecimento da essência do ser humano e do universo. Criada por Rudolph Steiner (1861-1925), formado em ciências exatas mas que, posteriormente, dedicou-se à obra científica de Goethe. Desenvolveu, a partir daí, grande interesse cognitivo: desenvolveu atividades filosófica e literária. Construiu, em Donarch (Suíça), o *Goetheanum*, sede da Sociedade e da Escola Superior Livre de Ciência Espiritual. Steiner nos deixou preciosas contribuições nas artes, organização social, pedagogia, agricultura e medicina.

medicina antroposófica

É a medicina ampliada pela antroposofia. Seu início remonta aos meados da década de 1910, quando alguns médicos que seguiam as idéias de Rudolf Steiner passaram a lhe perguntar sobre a possibilidade de compreender-se melhor a medicina do ponto de vista espiritual. Essas conversas tiveram, inicialmente, um caráter particular; a partir de 1920 surgiram cursos, dados por R. Steiner, especificamente para médicos.

Steiner define o homem como uma "organização humana" – composta do corpo palpável, orgânico e de forças que plasmam e mantêm sua integridade, função e ritmo. Essas forças são supra-sensíveis, isto é, não podem ser mensuradas pelos sentidos comuns nem se submetem às leis físico-químicas.

Steiner descreve em sua obra a necessária fusão entre a ciência e a arte, e afirma: "Ou a medicina será ampliada em arte de curar, baseada em uma imagem espiritual do homem, ou será apenas técnica inanimada e método de eliminação de sintomas".

massagem rítmica ou antroposófica

A massagem rítmica foi desenvolvida a partir da massagem clássica pelas Dras. Ita Wegman (colaboradora de Rudolf Steiner e co-autora de seu livro sobre medicina antroposófica), e Margarethe Hauschka, no começo do século XX. A massagem rítmica baseia-se no conhecimento dos diferentes membros da constituição humana, e as interações entre os sistemas neuro-sensorial, rítmico e metabólico-motor.

A massagem rítmica ativa energias anímicas e físicas. Já dizia Hipócrates que não há melhor meio de fazer a alma se sentir bem dentro do corpo do que o movimento ativo e passivo. A massagem ajuda tanto a alcançar o necessário grau de encarnação dos membros superiores (supra-sensíveis), ou seja, de acordar o corpo, como também de soltar essas forças quando estão por demais presas no corpo físico ou ligadas entre si.

argiloterapia

A argila é constituída de alguns minerais diferentes e de proporções variadas, chamados de silicato minimizado. Seus principais efeitos terapêuticos são: ação antiinflamatória, cicatrizante, absorvente e anti-séptica.

Extraída da terra, a argila era utilizada, antes mesmo da Era Cristã, para a cura de doenças da pele. Os egípcios aplicavam a substância no corpo para deixar a pele macia; no processo de mumificação; para ulcerações e inflamações; também usavam lama quente, das margens do rio Nilo, para tratar deformações reumáticas. Gregos e romanos também recorriam à argila quente para curar dores reumáticas, enquanto os hindus a ingeriam por acreditarem que trazia saúde ao corpo e refinamento à mente. Várias personalidades usaram silicato na terapêutica, entre elas Hipócrates, Galeno e Gandhi. No Brasil, os povos nativos preparavam uma mistura com argila e fubá para afinar a pele.

Os tipos de argila são branca, rosa, bege ou amarela; no tratamento poderão ser acrescidos carvão vegetal ou outras substâncias, como água de flores de sabugueiro, pimenta-do-reino moída, suco de pepino, mel, chás de tanchagem, barbatimão, romã, casca de cajueiro, entre outras coisas. Pode ser usada em cataplasmas, compressas e banhos de lama.

Outro nome dado aos tratamentos efetuados com produtos tais como argila, barro e rochas pulverizadas é geoterapia.

banhos de lama

São mais usados como preventivos e para eliminar toxinas de todo corpo, combater estresse, tensões, doenças de fundo nervoso. A lama é preparada em banheiras apropriadas. O banho consiste na imersão de todo o corpo dentro da lama, ali permanecendo geralmente de vinte a trinta minutos. O tratamento através de lama também pode ser feito preparando-se a lama e aplicando-a diretamente sobre a pele.

aromaterapia

É a arte e a ciência de usar óleos extraídos de plantas, *óleos essenciais*, para tratamentos e práticas de cura. Esses óleos são compostos orgânicos voláteis das plantas extraídos por destilação a vapor ou extração por solventes voláteis das folhas, flores, cascas de frutas, madeiras, raízes etc. Outro método de extração é a prensa manual, especialmente para frutas cítricas. Há milhares de anos vêm sendo utilizados, destacando-se a sua utilização pelos egípcios antigos, mestres da perfumaria, e pelos gregos, que também utilizaram largamente em cosméticos e remédios aromáticos. A aromaterapia tem sido usada há milhares de anos, antes mesmo da descoberta de uma técnica de destilação de óleos.

Uma qualidade importante dos óleos essenciais é a grande variedade de maneiras em que eles podem ser usados: massagens, banhos, compressas, cremes, loções para o corpo, algumas gotas no travesseiro etc. Os óleos essenciais são absorvidos rapidamente pela pele e uma boa quantidade do aroma da essência é inalada, o que provoca um efeito sutil e real na mente e no corpo. Os óleos essenciais, quando usados de maneira correta, são seguros, porém alguns são perigosos e devem ser tratados com muito cuidado. Em casos de gravidez, pressão arterial alta, epilepsia, peles sensíveis, crianças ou sob tratamento homeopático, o uso deve ser por prescrição médica ou evitado.

Os óleos essenciais agem de forma antiespasmódica e digestiva, combatendo a prisão de ventre, diarréia, flatulência etc. No sistema cardiovascular podem atuar como hipertensor, hipotensor, vaso constritor e antiespasmódico. No sistema linfático são poderosos anti-sépticos; no respiratório, expectorantes. No sistema urinário são usados como diuréticos, na eliminação de cálculos renais, no tratamento de infecções e disfunções urinárias, bem como no tratamento de impotência, frigidez e doenças venéreas. Sua função endócrina estimula as glândulas a produzir hormônios. No sistema nervoso atuam como estimulantes e sedativos desenvolvendo a memória e o raciocínio.

Os principais óleos essenciais são: alecrim, bergamota, camomila amarela, cânfora, cedro, cipreste, eucalipto, gerânio, issopo, hortelã-pimenta, ilangue-ilangue, jasmim, junipo, laranja, lavanda, limão, mangerona, melissa, pau-de-rosas, rosa, sálvia, sândalo, tangerina, *tea-tree*.

sistema dos 13 aromas

O "Sistema dos 13 aromas" faz parte da aromaterapia. Consiste num método conciso para fazer um *check-up* emocional/físico e para saber com precisão o aroma que a pessoa está necessitando. É apresentado em livro pelo próprio autor, alemão, que elaborou o sistema e o ensina na Europa e nos Estados Unidos: Gümbel, Ph.D., Dietrich: *Principles of holistic therapy with herbal essences.* – Editions Haug International.

Baseia-se em:

1) A ação desses 13 aromas cobre todos os órgãos e sistemas do organismo. São um resumo da ação de todos os aromas;

2) O olfato faz a gente se apaixonar pelos aromas de cujos princípios ativos nosso organismo está precisando mais. O olfato é regido pelo cérebro, nosso computador central, que sabe tudo: desde a unha encravada ao cabelo ressequido, desde o cisto ainda não descoberto a emoções e traumas reprimidos no inconsciente. Indica, inclusive, prioridades terapêuticas: o que é mais urgente tratar agora, hoje, e por onde começar;

3) O sistema é formado por seis pares de ação antagônico-complementares (*yin/yang*) + um coringa. Cada par checa/trata determinados órgãos, funções, *chakras** (e emoções associadas);

4) Cada órgão corresponde a determinadas emoções, segundo a medicina chinesa. Ex.: O fígado desequilibrado, energetica ou fisicamente, aumenta o mau humor, a impaciência, a raiva; o fígado equilibrado ajuda a ter paciência, flexibilidade e criatividade. O rim dese-

25
A

* Cf. verbete

quilibrado gera na pessoa medos, insegurança, fobia; o rim saudável ajuda a ter coragem, sentir segurança e ser perseverante. A recíproca também é verdadeira: raivas crônicas acabam afetando o fígado. Situações que geram medo prolongado abalam os rins;

5) Uma vez evidenciado o tipo de problema, o terapeuta, se assim desejar, pode ir além dos 13 e lançar mão de toda uma gama de outros aromas que tratam detalhes deste mesmo assunto evidenciado.

O sistema é fácil de aprender e rápido de aplicar. Evita você cheirar um monte de aromas – são só 13. Dá o quadro geral da pessoa no plano físico e emocional – em que emoção ou tipo de atitude a pessoa "empacou". Simultaneamente lhe indica os óleos essenciais que vão ajudar a dissolver este empacamento.

artes marciais

Marcial, do latim *matiale*, significa bélico, relativo à guerra, militares e guerreiros. Artes marciais porque os homens, na Antiguidade, eram treinados nessas artes para a guerra. Até os dias de hoje quem pratica uma dessas artes é considerado legalmente em vantagem sobre um adversário desarmado.

Os primeiros sistemas de luta evoluíram, provavelmente, com os seres humanos, porque estes sempre tiveram necessidade de defender-se – e a seus entes queridos – de encontros com animais ou de outros seres humanos. As artes marciais são, originalmente, sistemas defensivos e não ofensivos. Foram planejadas ou importadas para o Oriente, onde elas incorporaram elementos mais intangíveis como a disciplina e o autocontrole. As artes marciais não são só chinesas ou japonesas, podendo ser filipinas, coreanas, indianas, tailandesas etc.

As artes marciais verdadeiras forçam o desenvolvimento do caráter, porém disciplinando-o e respeitando-o. As modalidades mais seculares ainda resistem, mas também derivaram e evoluíram em muitos estilos diferentes. Entre muitos estilos, os principais são: aikido, jiu-jitsu, judô, karatê, kempo, kendo, kung fu, sumo, tae kwon do e tai chi chuan*.

arteterapia

Arteterapia é um termo usado para englobar terapias diferentes que se utilizam da música, do teatro, da dança e das artes em geral. Cada uma pode ser usada para ajudar pessoas com problemas psicológicos específicos e explorar o modo como se sentem em relação a si próprias e aos outros. O intuito é desenvolver uma autoconsciência mais profunda, aumentar a aceitação de si próprias, para então desenvolver uma vida mais plena e independente. A escolha da terapia pode ser uma preferência pessoal ou através de avaliação profissional. A arteterapia procura descobrir uma linguagem que expresse o que não é dito através de palavras.

ascensão dos *ishayas* ou técnicas dos *ishayas*

No receituário *ishaya*, que em português significa "para atingir o mais alto grau de consciência", o infinito é o que somos na realidade. Ao nascer, o indivíduo cria sua fonte de estresse através do que chamam de crenças limitantes (como o medo, o desamor, o abandono), afastando-se do que realmente é: "um ser perfeito". As técnicas, originadas no Himalaia há dois mil anos, são direcionadas para remoção do estresse da vida moderna, alívio de tensões, alinhamento do coração e da mente a fim de que sejam transcendidas as limitações e os

* Cf. verbete

medos. Sutis e mecânicas, estas técnicas têm como função dinamitar a fonte permanente de tensão: as crenças limitantes. Elas atingem diretamente a raiz da consciência humana e podem ser praticadas em qualquer lugar todo o tempo, o tempo todo. Não há ritos, posturas ou exigências de mudanças de hábitos. Os ensinamentos – que são mentais e também não necessitam de concentração, crenças ou religião – desencadeiam um processo que faz trabalhar unidos os dois hemisférios do cérebro.

O pensamento em meio aos exercícios é uma das formas de liberação de estresse e não deve ser evitado, basta ser varrido com a retomada da técnica que se está exercitando. Os princípios das quatro primeiras atitudes baseiam-se no Louvor, Gratidão, Amor e Compaixão. Ao praticá-las de olhos fechados, o aprendiz estará apagando da mente e do corpo, inclusive em nível celular, toda a fonte de estresse e medos nele contidos, consciente ou inconscientemente. Ao se exercitar de olhos abertos, o indivíduo estará criando uma barreira que evita que o dia-a-dia gere novas tensões. O que está atraindo e fazendo crescer o número de adeptos no Brasil é a "cura" para os males causados pelo estresse e, mais profundamente, a descoberta do código de acesso para a expansão da consciência, que remete o iniciado a uma espécie de Nirvana que mora adormecido dentro de cada um de nós.

astrologia

Astrologia é uma linguagem simbólica para o estudo da consciência. Analisa a relação entre o homem e o universo através da simbologia dos corpos celestes. Essa linguagem baseia-se no princípio da sincronia entre o universo e o ser humano, ou seja, "o que está em cima é como o que está embaixo", ou "assim na Terra como no Céu". Os astrólogos partem do princípio de que os acontecimentos da Terra refletem a dinâmica representada nos céus; é a partir dessa base que se desenvolve a astrologia. É uma das mais antigas formas de conhecimento. Tem atravessado séculos e civilizações. Sua origem perde-se nos tempos e se originou, provavelmente, em épocas remotas, quando a vida dos seres humanos estava intimamente ligada aos movimentos da natureza. A observação e o estudo dos ciclos lunares e das estações, que condicionavam a caça e a agricultura, levou o ser humano a criar todo um corpo de conhecimentos, cuja vertente simbólica e mística viriam a constituir as bases da astrologia, enquanto que o aspecto matemático constituiria mais tarde a astronomia. Durante muito tempo essas duas vertentes do conhecimento foram indissociáveis. Em astrologia, os planetas têm um valor simbólico. O estudo dos planetas como corpos físicos é da área da astronomia.

A astrologia considera que a posição (relativa) dos astros representa um momento específico com toda sua dinâmica de probabilidades. Quando a pessoa nasce será, de certo modo, a representação da posição dos astros naquele momento. Ao longo de sua vida, essa pessoa irá desenvolver e confrontar as probabilidades ali representadas e os obstáculos ali descritos.

A astrologia natal é um estudo do ser humano através de um mapa calculado com data, hora e local de nascimento. O objetivo dessa abordagem é auxiliar o indivíduo no seu autoconhecimento e desenvolvimento pessoal.

O horóscopo é uma mandala, um símbolo composto por vários outros símbolos. A palavra horóscopo significa em grego *considerar os céus* ou *ver a hora*.

O mapa astral é representado por quatro fatores principais: signos, planetas, casas e aspectos:

1) SIGNOS – Os 12 signos astrológicos são os fatores primordiais do mapa. Eles constituem 12 "modos" ou estados do ser através dos quais a natureza humana se manifesta. Esses signos formam um círculo que têm o nome de zodíaco (em grego, *roda da vida ou círculo de animais*);

2) PLANETAS – Quando observamos os planetas a partir da Terra, esses parecem movimentar-se ao longo desse círculo. A astrologia considera a designação de planeta a todos os corpos que circulam através do zodíaco. Esses corpos celestes são: Mercúrio, Vênus, Marte, Júpiter, Saturno, Urano, Netuno, Plutão e ainda o Sol e a Lua (alguns astrólogos utilizam também o planeta Terra como fator de interpretação). Os planetas representam funções ou aspectos da natureza humana;

3) CASAS ASTROLÓGICAS – São projeções geocêntricas calculadas a partir do horizonte. Simbolizam as 12 áreas de vida onde vamos viver os temas indicados pelos signos através dos aspectos indicados pelos planetas;
4) ASPECTOS – São os ângulos formados pelos planetas entre si.

A interpretação da nossa relação individual com o todo universal não é estática nem linear: desenrola-se no tempo e só é compreendida na sua totalidade quando estudamos seus vários momentos, ciclos e etapas.

Jung achava que a astrologia funcionava exatamente por causa da sincronicidade, isto é, a estrutura psíquica da pessoa que ia nascer estava "significativamente paralela" às posições dos planetas naquele momento.

Astrologia é o estudo das correlações entre os fenômenos terrestres e celestes. O Cosmos espelha a psique; a estrutura psíquica é revelada pela estrutura do sistema solar no momento do nascimento. A astrologia é o único sistema onde existem referências externas para montagem de uma estrutura psíquica. Nenhuma teoria da personalidade existe há mais de cem anos, ao passo que a astrologia existe desde o começo da humanidade e continua a evoluir.

astrologia *kármica*

A astrologia *kármica*, ou da evolução, visa fazer uma leitura espiritualista da carta natal, explicando a personalidade e as tendências de vida atual com base na trajetória da alma.

Essa linha astrológica está embasada na cultura oriental; o mapa natal, para os orientais, é a manifestação do nosso *karma* e *dharma*. Por *karma*, entende-se: padrões repetitivos de comportamento e das vivências de uma alma ao longo de suas vidas; por *dharma*: caminho que a alma escolhe para vida atual, visando transformar o *karma*. Para confeccionar um mapa *kármico* pode-se utilizar técnicas específicas ou simplesmente dar ênfase aos nódulos lunares e planetas retrógrados, não esquecendo que todo o mapa conta a história do "hoje" e do "ontem". Considerando que, em nosso mapa natal, Sol é o princípio *yang* (masculino) e Lua é o princípio *yin* (feminino) na intercessão deles com o planeta Terra (processo de vida presente), é que se apresentam os Nódulos Sul e Norte.

Nódulo Sul, ou cabeça de dragão, é o ponto do mapa que demonstra como estamos, inconscientemente, presos a padrões de comportamento que não se justificam pela existência atual. As tendências *kármicas* são expressas através de comportamento, doenças, padrão familiar, situação sociocultural e talentos. Podemos dividir o *karma* da seguinte forma: *karma* individual, lei da causa e efeito, em que toda ação causa uma reação proporcional, o individuo é o responsável (Áries e Leão). *Karma* familiar ou genético, que trazemos por pertencer àquele tronco familiar, sejam com situações boas ou ruins. Nossa existência contribui para sua evolução, mesmo dos parentes que já se foram e daqueles que estão por vir (Câncer e fundo do céu). *Karma* social ou coletivo: está ligado à etnia, ao lugar e à época em que nascemos. Essas condições podem ser bastante estressantes ou não; em algum momento contribuiremos para evolução da humanidade (Gêmeos, Aquários, casas dez e 11). E o *karma* espiritual: o menos compreendido e o mais difícil de termos consciência, pois ele atua no inconsciente (Escorpião e Peixes). Dessas quatro formas de *karma*, a única com nossa possibilidade integral de atuação é a primeira. Nódulo Norte é a representação astrológica do caminho de evolução daquela alma, que pode se concretizar em situações ou atitudes específicas. Esse nódulo tem por característica a *atemporalidade*, ou seja, pode se manifestar em algumas vidas, passadas e futuras. Os Nódulos Sul e Norte são interpretados através de signos e casas que se encontram e dos aspectos astrológicos que fazem.

A astrologia *kármica* não atribui só à infância a causa dos padrões de comportamento condicionados, mas busca justificativas na memória ancestral. Pode-se procurar um profissional dessa área para compreender e melhorar relações familiares e conjugais, processos de saúde e situações sociais específicas. Atitudes conscientes e aceitação da vida são características adquiridas com esse trabalho, permitindo ampliar a função da nossa existência como ser humano e sua integração no universo.

astropsicologia

Astropsicologia é a união entre astrologia e psicologia. Tentativa de integrar os princípios astrológicos com conceitos e práticas psicológicas. Astropsicologia é, na realidade, uma teoria da personalidade, assim como a teoria psicanalítica de Freud, ou a psicologia analítica de Jung, ou qualquer uma das várias teorias existentes. A diferença é que, ao contrário das teorias tradicionais, que são produtos do pensamento dos seus criadores, a astrologia se baseia em referências externas: os planetas, que podem ser observados e que, baseado nisso, previsões podem ser feitas. O mapa astral funciona como uma máquina do tempo dando um diagnóstico que permite ao terapeuta ter acesso aos eventos psicológicos que cobrem todo o período do nascimento até à morte.

aura

É uma estrutura elaborada com linhas de força, que indicam tanto o processo efetivo de pensar e sentir a cada momento, quanto as potencialidades, desenvolvidas ou não, dos aspectos físicos e espirituais do indivíduo. Ela é, em resumo, um

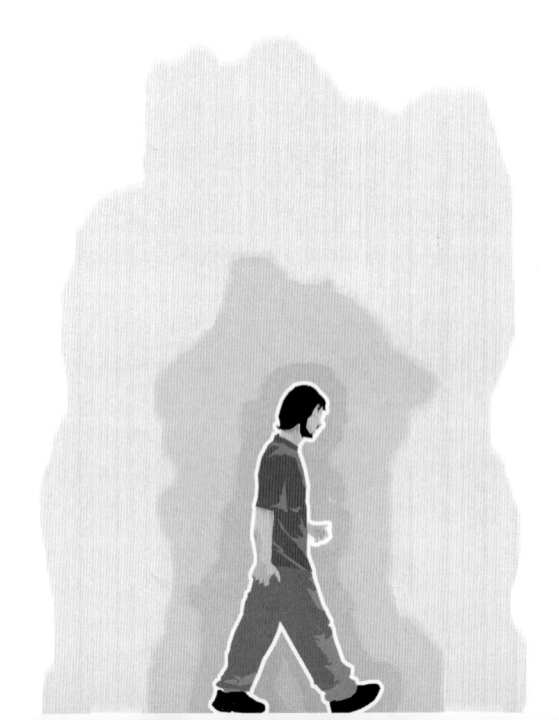

espelho em que todo homem está refletido a cada estágio de seu desenvolvimento pessoal.

É uma essência sutil e invisível que emana dos corpos humanos, dos animais e também das coisas. A aura humana é, ao mesmo tempo, um campo de energia e um reflexo das energias sutis da vida dentro do corpo. A aura reflete nossa saúde física, mental e emocional. Mostra doenças muitas vezes antes do aparecimento dos sintomas. Só é visível por pessoas com poderes psíquicos especiais como médiuns, videntes, ou através da *Fotografia Kirlian**, método de fotografar a aura.

As pesquisas demonstraram que a aura é constituída de quatro diferentes camadas:

1) Uma névoa etérica estriada, de cor cinza-azulada, que se expande por diversas polegadas a partir da superfície da pele. Ela é constituída principalmente por *emanações* do duplo etérico do corpo físico;

2) Uma forma ovalada, que sedia todas as nossas emoções, paixões, sensações e sentimentos. Este é o corpo emocional constituído de matéria do mundo emocional;

3) Uma forma semelhante à anterior, em que todos os nossos pensamentos concretos do dia-a-dia e imagens mentais são gerados. Este é o corpo mental, formado pela matéria do mundo mental inferior;

4) Uma forma ovóide, sede de todos os nossos pensamentos abstratos e filosóficos e aspirações espirituais. Este é o corpo causal ou anímico, formado pela matéria do mundo mental superior.

É importante lembrar que esses diversos corpos, inclusive o físico, não estão separados como pérolas em um colar, mas ocupam o mesmo espaço; os mais sutis interpenetram os mais densos, todos formando uma unidade operante única e compacta que denominamos ser humano.

33

A

* Cf. verbete

aura soma

É uma terapia holística, não invasiva e natural. Utiliza a linguagem das cores, as energias dos cristais, minerais, plantas medicinais e óleos essenciais para retratar-nos em um nível profundo, revelar a forma como estamos lidando com o universo que nos rodeia, possibilitar a expansão da consciência e nos proporcionar bem estar e equilíbrio. É um sistema que surgiu em 1993 através da farmacêutica e podóloga cega Vicky Wall.

O trabalho terapêutico da aura soma é essencialmente vibracional e energético. É feito através da leitura de quatro frascos coloridos, previamente escolhidos pelo paciente de uma coleção de 104 frascos das mais variadas combinações de cores. Cada frasco tem duas frações, uma superior e outra inferior, que podem ter a mesma cor ou ser de cores diferentes. A partir da interpretação dessas cores escolhidas, o terapeuta especifica o tratamento necessário. O primeiro frasco escolhido é chamado de *aura verdadeira*. Ele indica seus dons, talentos e virtudes. Está relacionado à expressão da missão e do propósito da encarnação, revelando porque estamos aqui e para quê. O segundo frasco é o *desafio*. Mostra os principais obstáculos a serem transpostos para que possamos realizar plenamente o potencial do primeiro frasco. Está relacionado também às habilidades e talentos que recebemos a fim de realizar nossa missão e propósito de vida, bem como as dificuldades para acessar esse potencial. O terceiro frasco simboliza o *momento presente*, como o cliente se posiciona em relação a seus desafios e à sua missão no aqui e agora. O quarto frasco indica as *energias que estamos atraindo para o futuro*.

autocura (*self healing*)

O próprio nome *autocura* já diz a que se destina esta terapia. Isso é conquistado pela consciência cinestésica, que é a consciência física e sensorial de seu próprio corpo. A medida em que a consciência cinestésica se desenvolve possibilita à pessoa sentir o que acontece com seu corpo interna e externamente.

Segundo os terapeutas de autocura, a doença, na maioria dos casos, encontra condições de desenvolver-se pela perda da consciência cinestésica. É fácil perder essa consciência quando nossas vidas estão sujeitas a todos os tipos de influências sensoriais externas e nossas mentes estão ocupadas pelas obrigações diárias. Não é surpreendente que esqueçamos de "perceber-nos" fisicamente. Com freqüência, o único jeito que nosso corpo encontra para nos chamar a atenção é através da dor e do prazer.

Todas as doenças são precedidas por sinais de advertência. Aprender a prestar atenção ao próprio corpo e interpretar suas mensagens corretamente torna-nos capazes de atuar sobre elas, remediando a situação antes que as doenças se tornem mais sérias. A autocura não é apenas uma possibilidade de saúde física: inclui também uma possibilidade de cura psicológica, mental e espiritual. Várias religiões e filosofias possuem métodos de purificação que, na realidade, são processos de autocura.

automassagem

Massagem terapêutica de origem chinesa em que a pessoa manipula pontos do próprio corpo para aliviar dores e melhorar problemas de insônia, depressão, circulação do sangue e flexibilidade da musculatura. A pressão dos dedos nos pontos energéticos do corpo, os mesmos utilizados pela acupuntura, libera hormônios e outras substâncias do nosso organismo responsáveis pelo alívio de dores e pela sensação de bem-estar. Melhora a postura e desenvolve a consciência corporal, relaxa tensões musculares, previne e trata dores no corpo, na coluna e problemas de músculos e tendões devido a Lesões por Esforço Repetitivo (LER), alivia dores de cabeça e cólicas menstruais. Em uma seqüência completa, os toques começam em pontos da cabeça e vão até os pés. Os movimentos devem ser suaves.

ayurveda

Há mais de três mil anos os grandes sábios da antiga Índia descobriram Veda, o conhecimento de como nosso mundo funciona. Contidos no Veda, estavam os segredos da doença e da saúde que organizaram um sistema chamado *ayurveda*, uma palavra sânscrita que significa *a ciência da vida*. *Ayurveda* é um misto de ciência e filosofia; descreve os componentes físicos, mentais e emocionais necessários à saúde holística. É baseada na observação dos seres humanos e suas relações com o meio ambiente. Não é somente um sistema de medicina, mas é denominada a mãe de todas as medicinas, pois influenciou a medicina chinesa, tibetana, grega e árabe. A partir daí influenciou todo mundo de diferentes formas. O *ayurveda* promove a saúde, aumentando o bem-estar e a felicidade em todos os aspectos. É não ortodoxo, contendo elementos ateístas, e possui raízes que são os ensinamentos do tantra. O *ayurveda* afirma que existem três humores biológicos, chamados de doshas, em nosso corpo: *vátha* que possui o elemento *ar* predominante; *pitha*, em que o elemento fogo é o principal; e *kapha*, caracterizado pelo elemento água. Na visão *ayurvédica*, um excesso ou deficiência dessas características indica desequilíbrio no dosha (humor biológico). O *ayurveda* trata cada indivíduo como sendo único, pois cada um tem seu biótipo. Ensina que o homem é um universo dentro de si mesmo, composto de corpo, mente e espírito; seu estado de saúde reflete a harmonia dinâmica entre esses três fatores. É a ciência da vida e saúde mais antiga da humanidade, baseada na sabedoria eterna do povo adquirida através de experiência e meditação. É um sistema aplicável universalmente a todos os que buscam paz e harmonia interior. Faz parte da ciência védica e utiliza, em sua abordagem terapêutica, plantas medicinais, dieta, exercícios físicos, meditação, *yoga*, astrologia hindu, massagem, aromaterapia, entre outros. Os objetivos dessa ciência são conquistar saúde e longevidade para o indivíduo; prevenir estados de desequilíbrio mental e físico; equilibrar o corpo e a mente; e atingir a Libertação.

dieta *ayurvédica*

Segundo o *ayurveda*, alimentação correta é um dos fatores mais importantes para manter a saúde, pois é principalmente através dela que absorvemos os elementos da natureza. O *ayurveda* usa a alimentação como base de seus recursos terapêuticos. A principal condição de sua eficácia, tanto na prevenção quanto no tratamento de doenças, está na elaboração de uma dieta individualizada, levando-se em conta a constituição psicofísica de cada indivíduo. A classificação dos alimentos segundo os três doshas* representa um aspecto extremamente importante da dieta *ayurvédica*. Saúde, humor, temperamento, impulsos e padrão bioenergético dos seres humanos são altamente influenciados por esses três conceitos, uma vez que se transformam na sutil essência do organismo sob forma de fluido vital.

medicina *ayurvédica*

Segundo a medicina *ayurvédica* e seus fundamentos, cada ser humano possui energia individual com características físicas, mentais e emocionais específicas. Estas estão em constante mutação. Durante a vida, fatores internos e externos atuam em nosso equilíbrio e refletem mudanças em nossa constituição, que é naturalmente balanceada. Quando entramos em desequilíbrio, entramos em desordem, o que gera doença. Nosso corpo está em constante interação entre ordem e desordem. Segundo o *ayurveda*, podemos restabelecer a ordem quando do entendemos a estrutura da desordem. Todo ser humano é criação do cosmos com duas energias: a energia masculina chamada *purusha*, e a energia feminina, *prakuti*. A constituição de cada pessoa é governada pelos três doshas, em graus

*Alguns aspectos dos três doshas ligados ao apetite e à digestão:
VÁTHA – Os *váthas* comem pouco. Gostam de comidas doces, ácidas e salgadas; têm sede moderada;
PITHA – Os *pithas* gostam de comer muito; apreciam comidas doces, amargas e de gosto forte; têm uma sede insaciável;
KAPHA – Os *kaphas* têm um apetite lento e firme, gostam de comidas amargas, de sabor vincado e forte.

variados. Somos, por isso, classificados como pertencentes aos tipos *vátha*, *pitha* e *kapha*. Podemos também ter dois doshas dominantes, o que nos tornaria *vátha-pitha*, *pitha-kapha* etc. O nosso dosha não só determina nossa constituição e a doença a que podemos sucumbir, como também determina nosso temperamento, cor do cabelo, tendência para ganhar ou perder peso, tipo de comida que ingerimos, em suma, nosso dosha afeta cada aspecto de nossa vida diária.

massagem ou massoterapia *ayurvédica*

O *ayurveda* receita a massoterapia diária como parte de uma rotina de hábitos saudáveis. De acordo com os ensinamentos *ayurvédicos*, a prática diária de massagem é recomendada, assim como dormir e comer. A massagem feita diariamente auxilia o corpo a eliminar toxinas físicas, mentais e energéticas; também promove o fluxo de prana (energia vital) pelos nadis (condutos energéticos), melhorando a qualidade e a quantidade de nossa energia vital. O *ayurveda* recomenda a utilização de óleos medicinais durante a massagem, porém estes óleos devem provir de sementes vegetais cultivadas organicamente, sem agrotóxicos; não devem ser misturados com óleos minerais, pois estes não são absorvidos pela pele. Existem centenas de tipos de óleos medicinais; a escolha do adequado irá depender do diagnóstico do desequilíbrio dos doshas. Alguns deles são: óleo de gergelim, de côco, de mostarda; óleo de amêndoas, de camomila, de coentro, de cravo, de sândalo, de semente de abóbora e de semente de uva, azeite de oliva, entre outros.

balance alongamento

É uma técnica criada pelas irmãs fisioterapeutas Bianca Marinho, Jaquelini Porto e Elisabeth Sant'anna. Objetiva manter a harmonia através da conscientização corporal, movimentos variados e trabalho respiratório, resultando em ganho de flexibilidade, mobilidade articular e tônus muscular.

Essa técnica foi desenvolvida a partir de estudos e experiências com outras técnicas, tais como antiginástica, RPG, osteopatia, FNP (Facilitação Neuromuscular Próprioceptiva), técnica de Alexander, balé moderno, entre outras.

Segundo o *balance*, o corpo funciona em perfeita harmonia, com força de ação e reação. Quando essas forças não se igualam cria-se uma desarmonia que pode ser sentida nos músculos, nervos, ligamentos, tendões, fáscias e cápsulas articulares. Esse trabalho poder ser aplicado em qualquer pessoa.

banhos

As práticas de banhos, em geral para se purificar ou se habilitar a receber alguma dádiva, são antigas. Desde épocas remotas é conhecido também o uso de plantas e ervas medicinais em banhos. No Egito Antigo já se praticavam banhos rituais, em que leite de cabra era um dos principais ingredientes: visavam não apenas preparar o corpo para o amor e o sexo, mas também para purificar os sacerdotes para seus contatos com as divindades. Os banhos rituaisticos, entre os ciganos, também são significativos. Os banhos de erva, espirituais e de descarrego, são grandes aliados espirituais no processo de mediunidade dentro dos centros de umbanda e candomblé; os banhos devem ser jogados suavemente sobre o corpo e sempre com um pensamento elevado.

Os banhos só com água também são importantes. Além de revitalizar a aura magnética do ser, por facilitar o relaxamento de sua rede etérica, a água possibilita a circulação de maior porcentual de energias curativas. Tratamentos a base de enemas (lavagens intestinais), banhos de imersão e banhos em água corrente são bastante eficazes. Cada uma dessas técnicas tem características e atuação específicas. Os enemas, além de seu efeito terapêutico, podem facilitar a liberação de resquícios de experiências passadas que bloqueiam a abertura de um novo ciclo na vida do indivíduo.

Os banhos de imersão também agem em esferas mais sutis de consciência: possibilitam um relaxamento etérico semelhante ao gerado pelo sono e trazem muito dos seus efeitos benéficos. Os banhos em água corrente, por sua vez, removem resistências psicológicas que impedem o livre desenvolvimento do ser. Na água estão explícitas, entre outras qualidades, pureza, transparência e abundância; mas, se o indivíduo estiver polarizado somente nos níveis concretos e em aspectos materiais, pouco obterá dela. Não é, portanto, a água em si que vivifica, cura ou purifica; é a abertura e a aspiração do indivíduo que permitem a certas energias permearem a água e fundirem-se nas do seu ser, elevando-o.

biochip

Biochip é um grupo aberto de estudo, pesquisa e desenho. Investiga as cores e a recuperação da informação através do desenho com modelos vivos. O trabalho faz parte das atividades desenvolvidas no LOTDP – Laboratório Oficina de Treinamento e Desenvolvimento de Protótipos, do Departamento de Artes da PUC-Rio. Nesse espaço são estimuladas metodologias e técnicas envolvidas no processamento com materiais vivos, encontrados na natureza e prontos para o uso, tais como bambu, argilas e sementes – *Living design*.

Nesses grupos são discutidas questões de fôrma e forma: como a variação da forma determina a alteração do sabor; a recuperação de informações através do contato direto com materiais capazes de estabelecer "pontes orgânicas"; questões de rompimento da informação a partir da perda da água molecular, desnaturação e eternização da forma e suas conseqüências no indivíduo e na sociedade.

Reconhecendo que as cores geradas pela vida da Terra recuperam em nosso corpo informações matrísticas, isto é, relacionadas diretamente à nossa origem enquanto mamíferos, e que essas informações podem ser decodificadas a partir do contato direto com modelos vivos, esse grupo organizou esta proposta: *Biochip*, em que o alimento vivo é considerado pigmento para as composições.

Os materiais para o desenho de investigação – rabanetes, cenouras, beterrabas, brócolis, quiabos, tomates etc. – são coletados em hortas de cultivo orgânico, local onde a atividade é realizada.

Cada participante recebe a indicação inicial de buscar as cores atraentes ao olhar, aromas e sabores interessantes ao paladar. A hortaliça recém-colhida está no máximo de sua vitalidade: cores, sabores e informações são, ainda, originais.

Durante a colheita e o processamento, o participante tem seus sensores corporais ativados pelo contato com a terra e pelo ecossistema gerado por esse novo ambiente. O organismo humano, com isso, vai se preparando para receber o alimento. A soma dos desenhos individuais compõe um desenho maior, coletivo, sob a forma de mandala. Este é um desenho que aponta para o centro, usado como instrumento para evidenciar uma ordenação existente, porém ainda desconhecida, tendo efeito reorganizador. Os processos e as descobertas são comentados, sabores experimentados, surpresas, soluções geradas pelo corte e novidades são incorporadas. Os participantes, então, oferecem seus desenhos, que são saboreados.

Durante o desenho de investigação, o participante segue os vestígios das modificações geradas pela ação do corte, do tempo, do desencadear do processo de germinação, da mudança de temperatura, fermentação, desidratação, entre outras técnicas.

É importante que, ao desenhar, sejam examinadas, atenciosamente, maneiras como a cor e o sabor podem ser modificados pela forma, bem como as surpresas geradas durante o processo.

A pesquisa *biochip* encontra ressonância e analogia com a prática da agricultura ecológica em relação à Terra.

Biochips são as sementes, concentrados vivos de informação armazenada em micro-embalagens.

A investigação através do desenho com modelos vivos proporciona uma experiência não somente para nosso próprio espaço cromático percebido com auxílio dos olhos, como também para nosso próprio universo saboroso, impresso afetivamente em nossa boca.

Reconhece-se a relação entre saber e sabor, palavras que têm a mesma origem.

A revitalização das sementes é um aprendizado básico fundamental de recuperação do humano, substituindo-se um caminho de desconexão que carrega metáforas de guerra, ataque, defesa e amortecimento por uma atitude que prioriza a geração de vida como meio de aquisição de conhecimento.

O *biochip* propõe que as sementes sejam revitalizadas para que seu potencial seja expandido e a espécie humana recorde que o processo criativo é natural no ser vivo.

tendas

Para promover essa dinâmica de aprendizado está sendo construído o Laboratório Itinerante de Pesquisa do Aprendizado com modelos vivos. Estrutura auto-tensionada de bambu e tecido, sem fundações, com um mínimo de obstáculos entre o interior e o exterior, promovendo a liberdade e a permeabilidade com o entorno. O laboratório itinerante possibilita que o grupo *biochip* vá até onde o conhecimento se encontra, sublinhando e legitimando o saber local e lembrando que a informação existe além das fronteiras formais de aquisição de conhecimento.

biodinâmica

A biodinâmica foi desenvolvida na década de 60 a partir de descobertas da psicóloga, psicoterapeuta e fisioterapeuta norueguesa Gerda Boyesen. A biodinâmica engloba um trabalho verbal, não verbal, emocional, corporal e suas inter-relações. Apóia-se na existência de uma personalidade primária rica, viva e livre no fundo de cada ser humano, que procuramos encontrar e nutrir. Propõe-se a ser uma visão de mundo em que corpo e mente são elementos de um mesmo organismo. Propõe-se dissolver as "couraças" sem quebrá-las.

Gerda Boyesen descobriu que problemas emocionais e psicológicos ficam registrados nos músculos e órgãos do corpo, em especial nos intestinos, que têm uma dupla função: digerir alimentos e digerir o estresse. Boyesen criou a palavra biodinâmica para descrever a força ou a energia vital que constantemente flui por nós ligando corpo, mente e emoções em uma unidade orgânica. Ela acredita que a energia do corpo é uma força líquida, fluida, que pode ficar bloqueada por perturbações emocionais ou físicas, como choques, traumas ou lesões. Ela atua através da massagem e aconselhamento para liberar tensão física e emocional.

bioenergética

É uma abordagem psicoterapêutica que acredita na identidade funcional corpo/mente: o que acontece no corpo, acontece também na mente e vice-versa. Nossas emoções e sentimentos reprimidos desde a infância, ou até mesmo traumas da vida intra-uterina, se estruturam no corpo, formando uma couraça que, se não for liberada, pode levar à formação de doenças psicossomáticas.

Foi criada por Alexandre Lowen; é uma escola terapêutica baseada na teoria de Wilhelm Reich. A bioenergética, segundo Lowen, é uma aventura de autodescoberta conquistando as liberdades de pensar e sentir; é uma viagem ao passado e uma aproximação com o próprio corpo no sentido de abrir o coração para o amor e para a vida.

biogenia

A palavra biogenia foi criada pelo Dr. Edmond Bordeaux Szèkely, médico, filósofo, arqueólogo, filólogo, escritor húngaro. Biogenia é a ciência da vida e refere-se a todos os assuntos que implicam na produção de vida. Ele descobriu na Biblioteca Secreta do Vaticano, em 1925, o Evangelho Essênio da Paz, um manuscrito em aramaico, original do século I após Yashua (Jesus). Nesse manuscrito, livro I, descreve-se o "Evangelho da Saúde" do Salvador, seus ensinamentos fundamentais para libertar-se para sempre da doença e da morte. O Dr. Szèkely dedicou toda sua vida a traduzir e a experimentar aqueles métodos ali descritos. Após quarenta anos de experimentos, com mais de duzentas mil pessoas, provou sua eficácia incontestável. A biogenia ainda abrange a relação do homem com todas as energias da natureza e do cosmos. Os essênios já praticavam essa ciência da vida antes de Yashua (Jesus), que a aperfeiçoou e a divulgou entre toda a humanidade.

bioginástica

Criada por Orlando Cani, é inspirada nos movimentos dos animais. Incorpora, como base, *yoga**, *kempô* e tai chi chuan*; introduz, nessas atividades, a expressão corporal e a dança.

biossíntese

Foi fundada nos anos 70 pelo educador e psicoterapeuta inglês David Boadella. Ele era discípulo do Dr. Ola Raknes (1887-1975), professor de literatura e psicólogo, discípulo e colaborador de Wilhelm Reich. Em seu livro *Correntes da vida*, Boadella lança os conceitos centrais da biossíntese, que são descritos de forma a revelar suas raízes: somática, psicodinâmica e bioespiritual. É um processo terapêutico que reconhece a unicidade do indivíduo e a variedade de caminhos de desenvolvimento que permeiam a autoformação. O ser humano é entendido como muldimensional. Sua aproximação bioespiritual enfatiza a compaixão pelos outros, enraizada num contato claro com a necessidade das qualidades essenciais humanas, no dia-a-dia.

breema

Breema é recebido com roupas sobre um chão acarpetado. Esse método usa confortáveis movimentos, que incluem alongamentos precisos e graduais, toques gentis e firmes, deslizamentos e uma grande variedade de movimentos rítmicos, alguns relaxantes, outros energizantes.

Breema é um dos mais antigos sistemas de manutenção e melhoria das condições de saúde, que permaneceu "encoberto" até pouco tempo atrás. Breema proporciona saúde, vita-

---

* Cf. verbetes

lidade e uma relação harmoniosa com o meio ao redor. Percebe o corpo como unidade energética, com sabedoria própria, e cria a atmosfera propícia para a sincronia entre corpo e mente, promovendo a real experiência de vitalidade e vivacidade. Ao invés de focalizar atenção na doença ou no desequilíbrio, dá suporte e nutrição ao que já é vital e vivo no cliente. Segundo o Breema, ao tocar alguém em que o corpo esteja em desequilíbrio, não se deve enfatizar a doença, pois se estará tocando apenas uma pequena parte da pessoa. Todos os desequilíbrios são temporários. O objetivo é aumentar a vitalidade, não lutar contra a doença.

Breema é um método que proporciona a você libertar-se do corpo conceptual, isto é, das idéias e imagens a respeito de seu corpo que você carrega na mente. O corpo conceptual está dividido em muitas partes diferentes – mãos, braços, fígado, pernas etc. Vemos estas partes como se fossem entidades separadas, isoladas, e nos identificamos com elas, tratamos mal essas partes e sofremos as conseqüências. Breema encoraja você a relacionar-se com seu corpo fisiológico – corpo que você carrega por toda sua vida como uma combinação dinâmica de matéria e energia. Você se torna menos sujeito às idéias que adquiriu acerca do seu corpo e, ao invés disso, confia na experiência dele.

bruxaria

Bruxaria é uma religião de origem xamânica com tradição mágica. A palavra *bruxa* deriva da palavra anglo-saxônica *wicce*, em alemão, *wissen*, que significa conhecer, saber, e, *wikken*, que significa adivinhar.

Até a Idade Média, quando a igreja católica condenou à morte nas fogueiras todas as bruxas e feiticeiras, elas eram consideradas mulheres sábias. A partir da Inquisição, o medo fez com que permanecessem no anonimato para resguardar suas vidas e suas famílias. Muitos dos conhecimentos passaram a ser transmitidos oralmente por medida de segurança; assim, muito se perdeu. Por isso, não é correto dizer que a *wicca* (religião das bruxas) é a mesma de séculos atrás. Hoje em dia está se redescobrindo e recriando a nova bruxaria ou neopaganismo.

Falar na origem das bruxas é o mesmo que retomar a origem da humanidade, quando os seres humanos começaram a perceber e querer explicar os mistérios da vida e da natureza. Para as bruxas existe um princípio criador que não tem nome e está além de todas as definições.

Deste princípio surgiram as duas grandes polaridades que originaram o universo e todas as formas de vida: o "princípio feminino" ou Grande Mãe, o útero de toda criação, associado aos mistérios da Lua, da intuição, da noite, da escuridão e da receptividade, enfim, ao inconsciente; e o "princípio masculino" ou Deus cornífero, que é a luz que nasce da escuridão, o Deus símbolo solar da energia masculina que nasceu da deusa, sendo filho e complemento. É coragem, pensamento lógico, fertilidade, saúde, alegria. É o sol que nasce e se põe todos os dias.

As bruxas fazem feitiços recorrendo às energias da natureza, usando magia e técnica xamânica.

As forças presentes nos rituais de bruxaria são chamadas de forças *quitônicas*, ou seja, forças *primevas* originárias do centro da Terra do início da formação do planeta. Para ser um praticante da antiga arte da bruxaria, é preciso estar em harmonia com as forças do sistema, respeitando e canalizando esta energia de forma construtiva.

Uma pessoa, para ser considerada um bruxo, precisa ser praticante, centrada e perseverante, nos trabalhos alquímico e mágico; ter em seu coração a intuição como guia, bem como amor profundo pelas deidades antigas.

budismo

Budismo é o sistema religioso de moral pregado por Gautama, o Buda, o "Iluminado". Budismo vem da raiz sânscrita *budha*, que significa sabedoria, conhecimento; posse inata ou aquisição por esforços pessoais e mérito da Inteligência Divina.

O budismo pode ser percebido como religião ou como filosofia: compete a cada um como prefere entendê-lo. É um caminho para a paz interna, para a superação dos sofrimentos emocionais; é também um veículo de contribuição para a sociedade, pois suas técnicas proporcionam melhoria na qualidade de vida. O objetivo do budismo é redescobrir a pureza interna, o sagrado que está localizado dentro de nós.

O conceito budista é de estar "aqui" e "agora". O passado, bom ou ruim, já terminou e ninguém pode garantir se o futuro acontecerá. Os aspectos mais importantes do caminho budista são o desenvolvimento da compaixão e da paz interior, que devem ser a principal meta do ser humano.

cabala

A palavra *cabala* (e também *cabalá*, *caballa*, *kabala*, *kaballa*, *kaballah*, *qaballah* etc.) deriva de *lecabel*; significa tanto "receber" como "aquilo que é recebido". É uma coleção de escritos esotéricos de vários rabinos e de alguns cristãos medievais, que consiste em interpretações místicas e numerológicas das escrituras hebraicas. Os autores da cabala tratam cada letra, número e acento das escrituras como um código secreto contendo algum propósito profundo e oculto, inclusive o da profecia. O propósito da cabala é ler a mente divina e assim tornar-se unitário com Deus.

Objetiva levar a mente, através de um sistema prático, a uma compreensão da verdade espiritual tão rápida quanto a consciência esteja apta a receber. Usa os ideogramas (letras) hebreus e o esquema chamado "Árvore da vida" para fazer isso. Esses símbolos são combinados com sons e cores para criar uma multiplicidade de exercícios que desenvolvem a habilidade de conectar-se diretamente com o espírito e experimentar, conscientemente, compreensões mais altas. Os cabalistas nunca classificam uma verdade como definitiva, pois acreditam que a Verdade não é finita, mas sim, como o espírito, infinita. Por isso, a Verdade não pode ser enunciada definitivamente, apenas vislumbrada numa posição relativa ao momento da experiência. Ela nos proporciona uma visão do mundo coerente e detalhada, tanto sobre a natureza da existência humana quanto da relação entre nós, outros seres, nosso planeta e o universo como um todo. A cabala é uma maneira de compreender e perceber o Todo. Segundo os cabalistas, a cabala é a ciência de Deus e da alma.

caixa orgônica

É uma caixa de forma cúbica, constituída de três camadas: uma externa, de madeira; uma interna, de ferro galvanizado ou outro metal; entre as duas, algodão vegetal em rama. A caixa concentra energia orgônica* em seu interior porque a madeira, matéria orgânica, capta energia e cede ao algodão, que cede ao ferro ou metal, que, sendo bom condutor e mal armazenador, a acumula no interior da caixa. Assim, o interior da caixa passa a conter de três a cinco vezes o nível de energia orgônica do ar onde se encontra a caixa. Caso as seqüências das camadas de material da caixa orgônica fossem invertidas, ela tiraria energia do que estivesse contido na mesma.

No tratamento com a caixa orgônica, o paciente deverá permanecer diariamente de trinta a quarenta minutos no interior da caixa, elevando, assim, seu potencial energético. A freqüência na caixa orgônica reduz a pressão arterial de vários

* Cf. *Orgônio* ou *Orgone*

pacientes que sofrem de hipertensão essencial; pacientes com câncer avançado tiveram grande alívio nas dores. A caixa orgônica também se revelou eficaz no tratamento de neuroses.

calatonia

Técnica de relaxamento profundo que regula o tônus, promovendo reequilíbrio físico e psíquico do paciente. Foi criada por Pethó Sándor, médico húngaro radicado no Brasil. A calatonia consiste em uma série de toques que o terapeuta realiza nos pés – em cada um dos artelhos, em dois pontos da sola dos pés, calcanhares, tornozelos, além de mais um toque na base da panturrilha.

A calatonia fundamenta sua atuação na sensibilidade táctil mediante aplicação em áreas do corpo onde se verifica especial concentração de receptores nervosos. Esses toques são feitos em silêncio, de forma simples e suave, durante dois ou três minutos.

Em princípio, qualquer pessoa poderá se beneficiar da calatonia para obtenção de um relaxamento profundo.

51
C

calendário maia

O calendário Maia é chaves gráficas da memória celular*. Encontrado no México, na pirâmide Palenque, seus símbolos foram decodificados em 1952. Segundo seus ensinamentos, quando se transpõe a data natalícia para a data do calendário Maia, recebemos uma espécie de impulso para recordar quem somos, de onde viemos e para onde estamos indo. As três perguntas básicas do ser humano. O calendário Maia é um despertador de memória genética. Depois de acionado, faz com que a vida tome seu rumo. O calendário é o *registro akashico*** interno que é liberado.

---

* Memória celular: informação armazenada no núcleo de sílica das células. Sílica é o elemento orgânico formador dos cristais.
** Cf. *Akasha*

Segundo os estudiosos no assunto, o calendário teria sido deixado pelo povo galáctico Maia, que era supervisor da vida humana na Terra. Eram extraordinários astrônomos e matemáticos. Criaram 17 calendários para todos os planetas e cometas, com uma precisão absoluta. Não desenvolveram qualquer tipo de tecnologia apesar de todo seu conhecimento matemático, pois sempre consideraram o ser humano o mais alto tipo de tecnologia.

caminho do meio

Estado de equilíbrio em que o homem pode ingressar quando aprende as leis do correto viver. Fundamenta-se na equanimidade alcançada ao transcender o ego e na atração exercida pelo mundo formal, que aprisionam a consciência e ofuscam a luz.

Pedra fundamental de filosofias milenares como o budismo e o taoísmo, o caminho do meio é a síntese de um manancial de sabedoria que permitiu a muitos acercarem-se da essência da vida.

canalização

É um processo de comunicação espiritual, sempre consciente, em que uma(s) entidade(s) de outro plano ou de outra dimensão que não o plano físico passa informações, geralmente ensinamentos espirituais, para uma pessoa. Também conhecido como *channeling*, canalização espiritual ou telepatia superior. Existem infinitas maneiras pelas quais essas entidades podem transmitir essas informações*.

* Cf. também os verbetes *Psicografia* e *Transe*.

cantoterapia

A cantoterapia se propõe a aprimorar a voz cantada mediante exercícios musicais e terapêuticos que atuam também sobre o corpo e a emoção. Ela aborda o ser humano em sua plenitude, privilegiando o desenvolvimento do lado direito do cérebro. É um trabalho holístico, integral. Nele, a voz e o canto constituem o canal privilegiado através do qual se pode atingir e melhorar os aspectos psicológicos dos indivíduos.

Através de numerosos exercícios, os alunos entram em contato com suas dificuldades e aprendem a cantar e se exprimir com liberdade. Vencendo as resistências e inibições naturais, graças à facilidade com que a música atinge os sentimentos mais profundos, sem passar pelo plano racional, essa terapia pode até funcionar como um valioso apoio às terapias psicológicas convencionais.

Na cantoterapia, o treinamento se dá através do incentivo, do elogio e da crítica construtiva e afetuosa. É necessário que, para poder cantar, o aluno perca o medo, em todas as suas manifestações: medo de errar, de ser criticado, de se expor, de ser rejeitado. Essa terapia apóia-se em técnicas e disciplinas de diferentes origens, entre elas: canto e impostação da voz, análise transacional, Programação Neurolingüística (PNL), musicoterapia, expressão corporal, teatro e dinâmica de grupo.

chakras

Os *chakras* são tradicionalmente compreendidos como localizações de energia psíquica latente dentro de todos nós. São centros de força através dos quais recebemos, transmitimos e processamos energia. No corpo humano existem centenas de pontos que são focos ou vórtices de energia concentrada. Existem, entretanto, sete centros principais, que correspondem a aspectos específicos de nossa consciência e têm suas próprias características e funções. O trabalho com os *chakras* tem o intuito de integrar, equilibrar e harmonizar nossa energia interna. Eles são portais de nossa consciência, por onde as forças emocional, mental e espiritual fluem para uma expressão física. Existem poderosos vórtices de energia também na planta dos pés e na palma das mãos. A palavra *chakra* vem do sânscrito e significa *roda*.

São estes os setes *chakras* principais:

1) CHAKRA MULADHARA (*chakra* raiz ou básico) – Fica na base da coluna. Tem função de dar vitalidade ao corpo físico; é fonte da força vital e de autopreservação. Em desequilíbrio pode gerar insegurança, violência, raiva, irritação, egocentrismo;

2) CHAKRA SVADHISTHARA (*chakra* sexual) – Fica abaixo do umbigo. Está relacionada à procriação, assimilação de comida, força física, vitalidade e sexualidade. Em desequilíbrio provoca exageros com comida e sexo, dificuldades sexuais, confusão, falta de objetivo, ciúmes, inveja, possessividade e impotência;

3) CHAKRA MANIPURA (*chakra* do plexo solar) – Fica na altura do diafragma. É responsável pelo processo digestivo, pelo metabolismo e pelas emoções. Em desequilíbrio gera ganância, necessidade exagerada de poder e reconhecimento, raiva, medo e ódio;

4) CHAKRA ANAHATA (*chakra* do coração) – Fica no centro do peito e recebe a força vital do Eu Superior. É o *chakra* em que nascem o amor e a compaixão; é ponte para níveis superiores. Além disso, nele começa a experiência de despertar nossa realidade e o estado intuitivo. Em desequilíbrio gera instabilidade emocional e desequilíbrios;

5) CHAKRA VISHUDDHA (*chakra* da garganta ou laríngeo) – Fica no pescoço. É o *chakra* do poder da palavra, da comunicação verdadeira, da criatividade discursiva e artística, bem como do conhecimento, integração, paz, poder, lealdade, honestidade, sabedoria, gentileza e cordialidade. É o ponto em que nos voltamos, interiormente, para uma experiência cósmica; nesse *chakra* encontramos os planos de luz e energia e uma visão global da existência pela experiência direta. Em desequilíbrio gera dificuldade de comunicação, ignorância, falta de discernimento e depressão;

6) *CHAKRA* AJNA (*chakra* frontal) – Fica entre as sobrance- lhas. Vitaliza o cerebelo e o sistema nervoso central. É portal para reinos da sabedoria e para reinos sutis de idéias puras, onde não há mais nenhuma identificação com o corpo e com a personalidade egóica. É o *chakra* da realização da alma, intuição, concentração, paz mental, sabedoria e devoção. Em desequilíbrio gera falta de concentração, medo, cinismo e desintegração com o mundo;

7) *CHAKRA* SAHASRARA (*chakra* da coroa) – Fica no alto da cabeça e vitaliza a parte superior do cérebro. É o des- dobramento supremo da fusão com a existência; estado radical de iluminação em que o indivíduo desaparece como pessoa e se torna uma presença. Em desequilí- brio gera falta de inspiração, confusão, depressão, alie- nação e insegurança.

estudos das correlações existentes com os *chakras*:

	VIRTUDES	PECADOS	*CHAKRAS*	GLÂNDULAS	ANÕES
	FÉ	ORGULHO	SAHASRARA	PINEAL	FELIZ
	ESPERANÇA	PREGUIÇA	AGNA	HIPÓFISE	SONECA
	CARIDADE	INVEJA	VISHUDDHA	TIRÓIDES	DUNGA
	TEMPERANÇA	LUXÚRIA	ANAHATA	TIMO	DENGOSO
	FORTALEZA	IRA	MANIPURA	PÂNCREAS	ATCHIM
	JUSTIÇA	GULA	SVADHISTHANA	SUPRA-RENAL DIR.	MESTRE
	PRUDÊNCIA	AVAREZA	MULADHARA	SUPRA-RENAL ESQ.	ZANGADO

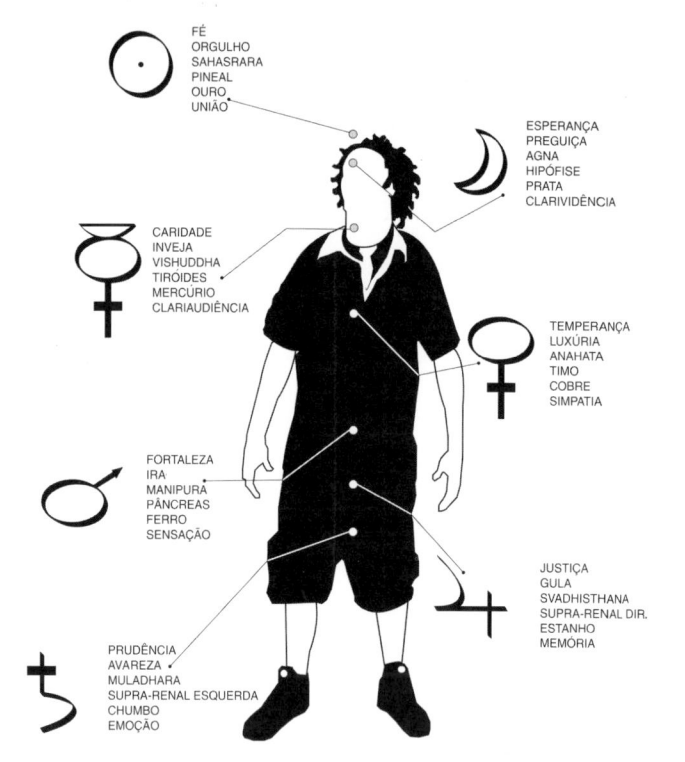

FÉ
ORGULHO
SAHASRARA
PINEAL
OURO
UNIÃO

ESPERANÇA
PREGUIÇA
AGNA
HIPÓFISE
PRATA
CLARIVIDÊNCIA

CARIDADE
INVEJA
VISHUDDHA
TIRÓIDES
MERCÚRIO
CLARIAUDIÊNCIA

TEMPERANÇA
LUXÚRIA
ANAHATA
TIMO
COBRE
SIMPATIA

FORTALEZA
IRA
MANIPURÁ
PÂNCREAS
FERRO
SENSAÇÃO

JUSTIÇA
GULA
SVADHISTHANA
SUPRA-RENAL DIR.
ESTANHO
MEMÓRIA

PRUDÊNCIA
AVAREZA
MULADHARA
SUPRA-RENAL ESQUERDA
CHUMBO
EMOÇÃO

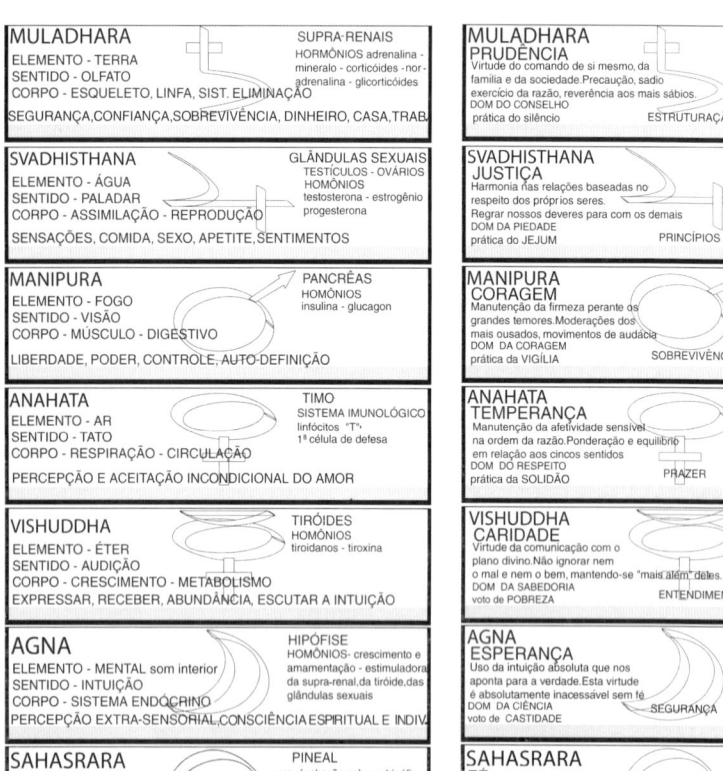

MULADHARA
SUPRA-RENAIS
ELEMENTO - TERRA
SENTIDO - OLFATO
CORPO - ESQUELETO, LINFA, SIST. ELIMINAÇÃO

HORMÔNIOS adrenalina -
mineralo - corticóides - nor -
adrenalina - glicorticóides

SEGURANÇA, CONFIANÇA, SOBREVIVÊNCIA, DINHEIRO, CASA, TRAB.

SVADHISTHANA
GLÂNDULAS SEXUAIS
ELEMENTO - ÁGUA
SENTIDO - PALADAR
CORPO - ASSIMILAÇÃO - REPRODUÇÃO

TESTÍCULOS - OVÁRIOS
HORMÔNIOS
testosterona - estrogênio
progesterona

SENSAÇÕES, COMIDA, SEXO, APETITE, SENTIMENTOS

MANIPURA
PÂNCREAS
ELEMENTO - FOGO
SENTIDO - VISÃO
CORPO - MÚSCULO - DIGESTIVO

HORMÔNIOS
insulina - glucagon

LIBERDADE, PODER, CONTROLE, AUTO-DEFINIÇÃO

ANAHATA
TIMO
ELEMENTO - AR
SENTIDO - TATO
CORPO - RESPIRAÇÃO - CIRCULAÇÃO

SISTEMA IMUNOLÓGICO
linfócitos "T"
1ª célula de defesa

PERCEPÇÃO E ACEITAÇÃO INCONDICIONAL DO AMOR

VISHUDDHA
TIRÓIDES
ELEMENTO - ÉTER
SENTIDO - AUDIÇÃO
CORPO - CRESCIMENTO - METABOLISMO

HORMÔNIOS
tiroidanos - tiroxina

EXPRESSAR, RECEBER, ABUNDÂNCIA, ESCUTAR A INTUIÇÃO

AGNA
HIPÓFISE
ELEMENTO - MENTAL som interior
SENTIDO - INTUIÇÃO
CORPO - SISTEMA ENDÓCRINO

HORMÔNIOS- crescimento e
amamentação - estimuladora
da supra-renal, da tiróide, das
glândulas sexuais

PERCEPÇÃO EXTRA-SENSORIAL, CONSCIÊNCIA ESPIRITUAL E INDIV.

SAHASRARA
PINEAL
ELEMENTO - ABSOLUTO luz interior
SENTIDO - CONSCIÊNCIA UNIVERSAL
CORPO - SISTEMA NERVOSO

provável ação sobre a hipófise
e sobre o córtex da supra-renal

EMPATIA, UNIÃO, FONTE DE DIREÇÃO E INTUIÇÃO

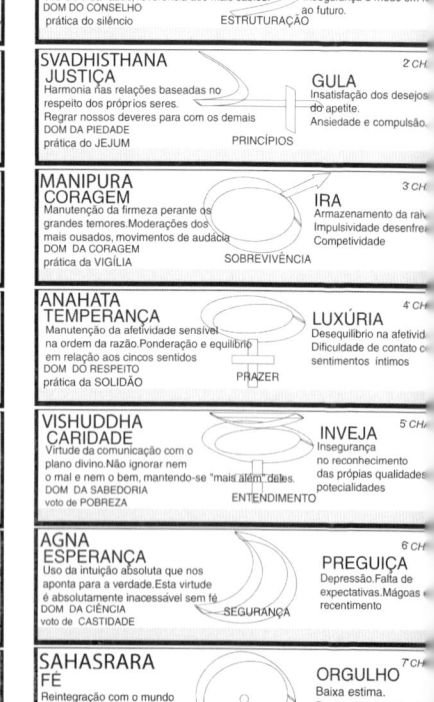

MULADHARA
PRUDÊNCIA   1º CH
Virtude do comando de si mesmo, da
família e da sociedade. Precaução, sadio
exercício da razão, reverência aos mais sábios.
DOM DO CONSELHO
prática do silêncio   ESTRUTURAÇÃO

AVAREZA
Armazenamento dos dese
Controle sobre as emoçõe
Insegurança e medo em re
ao futuro.

SVADHISTHANA
JUSTIÇA   2º CH.
Harmonia nas relações baseadas no
respeito dos próprios seres.
Regrar nossos deveres para com os demais
DOM DA PIEDADE
prática do JEJUM   PRINCÍPIOS

GULA
Insatisfação dos desejos
do apetite.
Ansiedade e compulsão.

MANIPURA
CORAGEM   3º CH.
Manutenção da firmeza perante os
grandes temores. Moderações dos
mais ousados, movimentos de audácia
DOM DA CORAGEM
prática da VIGÍLIA   SOBREVIVÊNCIA

IRA
Armazenamento da raiv
Impulsividade desenfrea
Competitividade

ANAHATA
TEMPERANÇA   4º CH.
Manutenção da afetividade sensível
na ordem da razão. Ponderação e equilíbrio
em relação aos cincos sentidos
DOM DO RESPEITO
prática da SOLIDÃO   PRAZER

LUXÚRIA
Desequilíbrio na afetivid.
Dificuldade de contato c
sentimentos íntimos

VISHUDDHA
CARIDADE   5º CH.
Virtude da comunicação com o
plano divino. Não ignorar nem
o mal e nem o bem, mantendo-se "mais além" deles.
DOM DA SABEDORIA
voto de POBREZA   ENTENDIMENTO

INVEJA
Insegurança
no reconhecimento
das própias qualidades
potecialidades

AGNA
ESPERANÇA   6º CH.
Uso da intuição absoluta que nos
aponta para a verdade. Esta virtude
é absolutamente inacessível sem fé
DOM DA CIÊNCIA
voto de CASTIDADE   SEGURANÇA

PREGUIÇA
Depressão. Falta de
expectativas. Mágoas e
recentimento

SAHASRARA
FÉ
Reintegração com o mundo
invisível
DOM DA INTELIGÊNCIA
voto de OBEDIÊNCIA   IDENTIDADE

ORGULHO   7º CH.
Baixa estima.
Desconhecimento da
própria identidade

chama violeta

Segundo os conceitos da Chama violeta, violeta é a cor máxima da espiritualidade; pode ser utilizada como exercício de visualização diária para nos equilibrar e para equilibrar tudo a nossa volta.

A Chama violeta é também denominada chama do Perdão e da Misericórdia, da Transmutação e da Liberdade. Quando invocada, sua ação cósmica é completa, transmuta nosso *karma*, cura nossos corpo, espírito, alma; eleva nossa consciência e transforma todas as energias negativas em positivas.

Essa chama é a essência do sétimo raio; quando invocada facilita a compreensão de qualidades como misericórdia, perdão, justiça, liberdade e transmutação. Segundo *Saint Germain*, também conhecido como o Senhor do Sétimo Raio, o uso da chama violeta é um bem valioso de que a humanidade dispõe capaz de gerar paz, amor, harmonia e purificação.

chi/ *ki*

Energia interior, conhecida como chi pelos chineses, *ki* pelos japoneses e coreanos, e prana* pelos indianos; é fonte original não apenas da vida, mas de todas as coisas.

Podemos descrever o chi como energia ou força vital que impulsiona todas as células do corpo. Sustenta, alimenta e defende a pessoa de distúrbios mentais, físicos e emocionais. É um fluxo invisível e intangível de energia que os modernos investigadores descrevem em termos de energia eletromagnética.

Muitas técnicas terapêuticas e naturais fazem uso intenso do chi: acupuntura*, shiatsu*, *reike**, tui-ná*, do-in*, qigong (chi kung*), feng shui*, moxabustão*, cristais* etc.; já na área das artes marciais* , a necessidade de se aperfeiçoar e manipular o chi é primordial. Existem mesmo modalidades

* Cf. verbetes

como o tai chi chuan* e o *aikidô*, em que um dos principais objetivos é utilizar essa energia.

Apesar de toda sua importância, poucas pessoas conseguem se desenvolver na percepção e manipulação do chi, permanecendo inconscientes de sua realidade.

chi kung

Homens sábios do passado sentaram-se em silêncio para observar o corpo e aprender como a energia da vida circulava. Mapearam as rotas de circulação da energia e chamaram-nas de meridianos*. Criaram técnicas para ensinar a administrar esta circulação das energias pelo corpo, designadas como *tchi kun*, qi gong ou *chi kung*. *Chi* é energia da vida ou energia vital; *kung* significa disciplina. *Chi kung* pode ser traduzido como *treinamento da energia*.

Esta energia está presente, atuando no corpo; só não a percebemos porque nossos canais de percepção estão obstruídos. Os benefícios do *chi kung* são inúmeros: vão desde uma melhor qualidade de vida e satisfação, a um aumento geral da capacidade imunológica do corpo. Tudo isto é adquirido através do trabalho com a respiração, algumas posturas e o poder da mente como intenção.

O *chi kung* pode parecer, esteticamente, uma luta marcial passando do agressivo *kung fu* ao suave *tai chi chuan*. Pode lembrar também o *yoga** pelos seus exercícios de postura e respiração, ou práticas budistas ou taoístas por causa das meditações e entoações de mantras. Tudo isso porque há vários estilos de *chi kung*, que se aplicam às necessidades de cada indivíduo. Mas cada prática tem sua finalidade e objetivos próprios.

A existência dessas várias formas de *chi kung* está intimamente ligada à história da China. Inicialmente, monges e sábios chineses usavam o *treinamento de energia* para aplicar cura ou conservar a saúde. Durante a dinastia Han, o *chi kung*

* Cf. verbetes

misturou-se ao budismo. Passou a ser praticado em segredo no interior dos monastérios. Mais tarde foi adaptado às artes marciais, às práticas para o desenvolvimento de clarividência e telepatia, às práticas para o desenvolvimento espiritual, entre outras. De uma maneira geral, todas as práticas aprimoram a saúde, desenvolvem as capacidades mentais, sensoriais e espirituais.

O *chi kung* é a arte que proporciona os benefícios do universo, o unifica, faz com que corpo, mente e espírito se tornem um só, harmonizando a circulação do chi*.

ciência cristã
(ou cura metafísica)

A ciência cristã foi introduzida por Mary Baker Eddy em seu livro *CIÊNCIA E SAÚDE com a chave das escrituras*, publicado em 1875, que designa o sistema científico de cura divina. Esse sistema prático de auto-ajuda e cura tem sido praticado; suas curas foram documentadas há mais de cem anos. A essência dessa prática explica os princípios básicos da cura espiritual e regeneração. Alguns desses princípios são baseados na Bíblia, tais como: Deus é um ser bom e amoroso e todos os homens foram criados à imagem deste Pai-Mãe Deus (Gênesis 1;33); pecado, doença e morte não são condições criadas por este Deus perfeito; e o infinito amor de Deus cura todas as condições adversas (Lucas 9;1). Neste processo, quanto mais os pacientes aprendem sobre a bondade deste Deus-doador e como eles podem desafiar as circunstâncias físicas, mentais e emocionais, mais suas vidas são transformadas. Mary Baker Eddy baseou seu sistema de cura espiritual nos princípios que Jesus ensinou a seus discípulos – curar a doença e o pecado através da transformação do pensamento do paciente.

59
C

* Cf. verbetes

cinesiologia

Cinesiologia refere-se, tradicionalmente, ao estudo de músculos e movimento do corpo. É amplamente usada nesse contexto por educadores físicos e fisioterapeutas. Entretanto, nos tratamentos naturais de saúde, a cinesiologia é usada num contexto muito mais amplo.

Assim, os músculos e seus testes tornam-se monitores de estresse e da desarmonia do corpo. O teste muscular da cinesiologia é usado para detectar e corrigir vários tipos de desbalanceamentos do corpo, que estão relacionados a estados de desequilíbrio, sejam eles físico, emocional, nutricionais, alergias, dificuldade de aprendizado, dores em geral etc.

Cinesiologia é então uma terapia de toque que liga a Medicina Tradicional Chinesa*, acupuntura*, conceito de meridianos* e o balanceamento da energia vital à fisiologia, anatomia e a testes musculares do ocidente. a idéia é trazer a harmonia do corpo desativando bloqueios de energia, eliminando toxinas, reduzindo tensões emocionais e devolvendo ao corpo a capacidade de reabilitar-se. É um sistema de tratamento de saúde natural que trata o paciente como um todo, restaurando seu equilíbrio físico, mental, emocional, essencial e energético.

Nos anos 60, Dr. George Goodheart, quiropata americano, começou a usar testes musculares para avaliar a performance dos músculos, postura e desbalanceamento de uma maneira geral. Suas pesquisas contínuas o levaram a fazer um *link* do fluxo da energia dos meridianos* com o funcionamento de músculos e órgãos. O trabalho também incluiu descobertas de outros tratamentos de correção de estresse. O Dr. Goodheart desenvolveu o sistema que foi chamado *Applied kinesiology* = Cinesiologia aplicada.

Um dos métodos usados pelo Dr. Goodheart para fazer os músculos funcionarem equilibradamente foi o sistema de pontos neurolinfáticos (descobertos nos anos 30 pelo Dr. Frank Chapman) e neurovasculares (descobertos também nos anos

60

* Cf. verbetes

30 pelo Dr. Terence Bennet). Uma vez usados os pontos neurolinfáticos e neurovasculares, o fluxo de energia vital se restaura permitindo o equilíbrio do sistema corpo/mente.

Segundo ainda o sistema holístico de equilíbrio do sistema corpo/mente, a cinesiologia acessa o subconsciente, em que está gravada toda nossa história de vida através dos movimentos dos músculos. Isso permite que os pontos de bloqueios sejam encontrados e desativados, restaurando nosso equilíbrio.

clarividência

Clarividência significa, literalmente, qualidade de quem vê com clareza. Significa visão clara ou habilidade de ver nos mundos invisíveis para a visão física. É a capacidade de perceber realidades dos planos interiores. É a percepção de objetos que não conseguimos ter acesso através dos sentidos biológicos. É a faculdade de ver com o olho interior ou visão espiritual. A clarividência significa ver através da matéria mais densa e sem que o tempo ou a distância constituam um obstáculo para o vidente.

É uma faculdade latente em todos e poderá ser eventualmente possuída por todo ser humano no curso de seu desenvolvimento espiritual. Para a clarividência constituir-se instrumento de energias superiores, deve ser precedida pela decisão do indivíduo de assumir sua tarefa no plano evolutivo.

colonterapia
(ou hidroterapia do cólon)

Sistema natural de limpeza e drenagem do intestino grosso, de forma higiênica, inócua, inodora e indolor. Ajuda a combater problemas crônicos provocados pelo mau funcionamento do intestino. A irrigação do cólon é uma lavagem com água corrente por meio de um aparelho que faz a água circular na totalidade do cólon. Essa irrigação limpa e desintoxica profundamente suas mucosas, desgruda velhos restos e peles mortas alojadas nas dobras ou incrustadas nas paredes do intestino, permitindo assim que sejam expelidos detritos estagnados, às vezes, por dezenas de anos. É aconselhável de oito a dez sessões, em dias consecutivos, para se obter um melhor resultado. Durante a terapia se faz uma dieta e, ao final, se realiza uma reposição de lactobacilos. Segundo os colonterapeutas, as mucosas do cólon também são sedes de zonas reflexas (como as plantas dos pés ou as orelhas). A estimulação dessas regiões reflexas produz um efeito em todo o organismo; isso explica porque casos de enxaqueca, amigdalite, cistite têm grande melhora com a colonterapia.

compaixão

É a compreensão do sofrimento alheio. Qualidade essencial para o ser humano atuar como prolongamento de energias espirituais e divinas. Quando o indivíduo é imbuído da essência da compaixão, passa a conhecer os semelhantes interiormente e sabe como ajudá-los segundo leis espirituais.

condor blanco

Condor Blanco é uma organização internacional de eco-aventura consciente, crescimento pessoal e formação de terapeutas, fundada na década de 80 pelo chileno Suryavan Solar, nos Andes sul-americanos. Une o melhor em técnicas de vanguarda para liderança e prosperidade, com resgate de antigas tradições espirituais do oriente e ocidente. É a união da arte e da ciência, dos hemisférios direito e esquerdo do cérebro; terapia, progresso, evolução, ecologia e celebração com uma estratégia de ação que permite uma vida plena, abundante e total. O Centro Internacional Condor Blanco objetiva formar líderes, terapeutas, holísticos e instrutores integrais. O sistema Condor Blanco tem um método que consta de quatro etapas:

1) PURIFICAÇÃO: terapias para curar e purificar o físico e o emocional. Estão incluídas, nesta etapa, as seguintes terapias: aromaterapia, colonterapia, renascimento (*breat work*), musicoterapia, aura-soma, florais, tenda do suor indígena (Temascal), xamanismo, e outros;

2) PROGRESSO: cursos voltados para a realização de objetivos pessoais, profissionais e sociais, despertando dons e talentos. Nesta etapa estão incluídos cursos de liderança, oratória, grafologia, dança Samkya, mulher radiante, talentos, organização do tempo e eco-aventura;

3) EVOLUÇÃO: Cursos voltados ao despertar interior. Estão incluídos, nesta etapa, cursos de meditação oriental, qi gong, meditações de osho, caminhada sobre brasas;

4) REALIZAÇÃO: é a última etapa de cursos, voltada para a pessoa alcançar uma realização em todas as áreas de sua vida. Estão nesta etapa os cursos de Pluma do Condor, Círculo do Condor, Darshan Dassin.

O Condor Blanco está em oito países da América e a sede central fica na reserva ecológica do sul do Chile, onde acontece encontros anuais.

63
C

consciência corporal

Consciência corporal é uma atitude terapêutica do indivíduo consigo mesmo, visando o autoconhecimento e, desse modo, potencializar sua evolução física e psíquica. Nosso corpo assume, constantemente, posturas que expressam padrões emocionais; estes nos causam, muitas vezes, sobrecarga física. Com a prática da consciência corporal, percebemos o corpo como expressão final do que verdadeiramente somos.

Atitudes de autoconhecimento e motivação em relação ao próprio corpo podem auxiliar no tratamento e na prevenção de lesões, pois o corpo passa a desenvolver uma capacidade autocorretiva.

O corpo sem consciência corporal acumula tensões desnecessárias. Se estamos conscientes, podemos amenizar ou evitar a instalação de desequilíbrios físicos ou psíquicos. Da mesma forma que autoconhecimento é um estímulo para o equilíbrio e a manutenção da saúde, a ausência de consciência corporal favorece a instalação de doenças.

Existem várias terapias e trabalhos corporais que ajudam a desenvolver a consciência corporal, tais como: bioenergética, RPG, *balance*, pilates, *yoga*, balé clássico, danças em geral etc.

consciência cósmica

É o termo usado para o estado de consciência que atingiu níveis mais elevados, que transcendeu por completo o estado humano e uniu-se em maior grau à sua origem divina. Quando isso ocorre, a pessoa se une à consciência do universo e deixa de ser ela mesma para ser, então, um Todo. Para atingir a consciência cósmica é necessário expandir a consciência que reside em cada célula viva do corpo e do cérebro.

consciência crística

Consciência crística é o despertar dos espíritos de unicidade, de amor, de criatividade dentro de cada um de nós. É um grau evolutivo a ser alcançado e expresso pela humanidade que, para isso, deverá transpor o umbral da condição humana e penetrar os portais de uma evolução superior. A consciência crística e a natureza de Buda são a mesma energia, a mesma consciência. É o espírito coletivo do mundo e de todas as consciências combinadas.

conscienciologia

É a ciência que estuda a consciência (ego, alma, essência, *self**) em uma abordagem integrada, abrangente, globalizante e holística*.

* Cf. verbetes.

O termo *conscienciologia* foi proposto por Waldo Vieira, em seu tratado *Projeciologia*, primeira edição. A conscienciologia estuda a consciência e suas diversas formas de manifestação, considerando todos os seus corpos, dimensões e existências em um enfoque integrado. Segundo ela, a consciência é nossa realidade maior, mas do que a energia e a matéria. Não é corpo físico nem um subproduto do cérebro humano. Na verdade, podemos manifestá-la para além do cérebro e independente de todo corpo humano. Este fato pode ser verificado através das experiências fora do corpo.

constelações familiares

Terapia desenvolvida por Bert Hellinger depois de estudar psicanálise, terapia *gestalt*, análise transacional e terapia familiar. A terapia das constelações trabalha a imagem interna que temos guardada inconscientemente da nossa família, que se impõe sobre nós, seja no modo como nos relacionamos conosco ou com aqueles que nos rodeiam. Essa imagem marca nossa forma de ser, de nos relacionarmos e de vivermos. Ela gera, com freqüência, situações problemáticas, destrutivas e, em última instância, doenças. A terapia das constelações familiares vai à raiz destes problemas até desenraizar a causa da desordem no sistema familiar. Com sua ajuda, a imagem interna da família do indivíduo manifesta-se diante de seus olhos. Uma vez encontrada a origem do desequilíbrio causador de desarmonias, o terapeuta orienta o sistema familiar de forma que cada membro ocupe o lugar e o papel que lhe corresponde. Restabelece, deste modo, a ordem do amor, dotando o indivíduo e seu clã familiar de força e energia renovadora que ultrapassam as fronteiras da compreensão mental humana. Outra novidade é que, através das constelações familiares, se pode perceber a existência de uma "memória genética", bem como que nossas respostas na vida não se devem apenas à nossa educação familiar atual. (Em decorrência dessa fidelidade e amor à árvore genética por vezes respondemos por *gestalts* inacabadas de gerações anteriores).

65
C

corpos

O ser humano é constituído de uma hierarquia de energias sutis que formam o nosso ser vibratório e estabelecem a ligação entre o corpo físico e o universo. Os diferentes planos de consciência são os diferentes corpos. O potencial para desenvolver cada corpo nasce conosco, mas isso raramente acontece; na maioria das pessoas, os quatro corpos superiores permanecem latentes apenas como semente ou possibilidade.

Os corpos de energia são condutores da consciência em determinados níveis de vibração e, mesmo que sua freqüência aumente, proporciona ao homem energias vitais, emoções e conhecimentos mais elevados dentro do seu âmbito específico de tarefas.

Os diversos corpos de energia, entretanto, não são separados um do outro: eles se interpenetram, enquanto cada um vibra em sua própria esfera de freqüência:

1) CORPO FÍSICO;
2) CORPO ETÉRICO (ou duplo etérico ou corpo físico interior) – O corpo etérico tem aproximadamente a mesma dimensão e configuração que o corpo físico. Daí a denominação "duplo etérico" ou "corpo físico interior". Ele é portador das forças de configuração do corpo físico, bem como da força vital e criadora, e de todas as sensações físicas.

    O corpo etérico é formado de novo a cada reencarnação do ser humano e se dissolve de três a cinco dias após a morte. (Os corpos astral, mental e causal continuam existindo depois da morte e se unem, a cada nova encarnação, ao novo corpo físico).

    Através do *chakra* do plexo solar*, o corpo etérico absorve energias vitais do Sol e, através do *chakra* básico*, energias vitais da Terra. Ele armazena essas energias e as leva, através dos *chakras** e nadis*, em fluxos vitais ininterruptos, ao corpo físico. Essas duas formas de energia cuidam do equilíbrio vital nas células cor-

* Cf. verbetes

porais. Outra função importante do corpo etérico é servir como mediador entre corpos de energia mais elevados e o corpo físico;

3) CORPO EMOCIONAL (ou astral) – Corpo emocional, freqüentemente chamado de corpo astral, é portador dos nossos sentimentos, emoções e das particularidades do caráter. Ocupa quase o mesmo espaço que o corpo físico. Numa pessoa pouco desenvolvida, seus contornos são fracamente delineados e ele aparece como substância nebulosa que se movimenta caótica e desordenadamente em todas as direções. Quanto mais desenvolvida for uma pessoa na expressão de seus sentimentos, tendências e aspectos característicos, tanto mais brilhante e claro aparecerá seu corpo emocional.

A aura do corpo emocional tem forma oval e pode se expandir vários metros ao redor do ser humano. Cada emoção é irradiada pelo corpo emocional, refletindo-se na aura. Isso ocorre principalmente através dos *chakras**;

4) CORPO MENTAL (ou mental concreto ou corpo mental inferior) – Nossos pensamentos, idéias e conhecimentos racionais, bem como intuitivos, são controlados pelo corpo mental. Sua vibração é mais elevada que a do corpo etérico e emocional; sua estrutura é menos densa. Tem forma oval e, numa pessoa altamente evoluída, pode ampliar seu volume a ponto de ultrapassar o do corpo emocional e sua aura. A irradiação áurica do corpo mental atinge alguns metros.

Numa pessoa com pouco desenvolvimento espiritual, o corpo mental tem aparência de uma substância branca e leitosa. Quanto mais vivos forem os pensamentos, e quanto mais profundas forem as percepções espirituais do homem, tanto mais claras e intensas serão as cores do seu veículo mental;

5) O CORPO ESPIRITUAL (ou manásico, ou corpo mental superior ou corpo causal) – O corpo espiritual, freqüentemente chamado de corpo causal, possui a mais alta freqüência vibratória de todos os corpos de ener-

* Cf. verbetes

gia. Nas pessoas que ainda estão bastante inconscientes do plano espiritual, ele se contrai, junto com sua aura, ficando cerca de um metro do corpo físico. No entanto, o corpo e a aura espiritual de uma pessoa totalmente desperta podem irradiar-se a vários quilômetros de distância, casos em que a forma oval primitiva se transforma num círculo uniforme.

Do plano espiritual do ser, flui continuamente a energia mais elevada e mais radiante, penetrando no corpo espiritual. Uma vez que essa energia é transformada, de modo crescente, em freqüências mais baixas, ela atravessa o corpo mental, emocional e etérico. Aumenta, além disso, as vibrações desses corpos, de modo que os mesmos possam encontrar a forma mais alta de expressão em seu respectivo campo de ação. Absorção, percepção e uso consciente dessa energia dependem do desenvolvimento dos *chakras*.

O corpo espiritual é aquela parte divina em nosso interior que é imortal; que continua existindo através de toda a evolução, enquanto outros corpos mais sutis se dissolvem pouco a pouco.

Existem ainda corpos com energias ainda mais sutis como o corpo búdhico e o corpo átmico.

cosmoética

A cosmoética, o nome já diz, é a ética cósmica. Sempre se falou, em obras antigas, de um código de ética mais elevado, que nossos guias espirituais e monitores teriam. O termo foi cunhado pelo professor Waldo Vieira (criador da projeciologia) para mostrar uma ética mais transcendente do que a ética humana. Porque ética, ou moral, é muito limitada à cultura de um determinado corpo. Cosmoética são certos princípios mais gerais, que não variam segundo o local e a época; também são mais permanentes.

A idéia de cosmoética tem ligação bem direta com experiências transcendentes, porque, quase sempre quando a pessoa é materialista, não sente necessidade de ter um nível de ética maior. A ética em nossa sociedade quase sempre tem de ser imposta: é a lei, a cultura, as normas de etiqueta, o que se espera de alguém, como ele vai se comportar no meio social. Mas a cosmoética é algo que parte da própria pessoa, espontaneamente, de sua própria intimidade. A qualidade de nossa cosmoética vai implicar diretamente na qualidade das nossas energias, da aura* e dos *chakras**.

A cosmoética não pode ser baseada num conjunto de normas ou regras, porque é aplicada num nível individual. Não se pode exigir de uma pessoa menos evoluída, menos desperta, o mesmo nível de conduta cosmoética de uma pessoa mais evoluída e mais desperta. Por exemplo: um índio na floresta mata animais porque isso faz parte do contexto dele: não existe nada de anti-cosmoético nisso. Mas, se um de nós vai para a África matar animais, isso é completamente anti-cosmoético. Externamente parece ser a mesma coisa: seres humanos matando animais. Mas uma condição é completamente diferente da outra. O que é cosmoético para um pode não ser para outro, e vice-versa. Algo que se faz hoje, por ignorância, não é anti-cosmoético. Mas amanhã, depois de ter-se aprendido um pouco mais, já poderá ser anti-cosmoético.

A melhor forma de aplicar a cosmoética é viver sem autocorrupções. Esse conceito é essencial. Quando vamos cometer um erro, em mais de 90% dos casos sabemos que estamos prestes a fazer algo errado. É só um percentual pequeno de nossos erros que são honestos, sinceros. Estes erros fazem parte da evolução; não comprometem a nossa cosmoética. São justamente uma indicação do nível máximo de nossa compreensão naquele momento. Agora, um erro intencional já é completamente diferente. Há cinqüenta anos, por exemplo, não seria possível dizer que fumar fosse autocorrupção. Era elegante, moda – todo mundo fumava. Já era negativo e nocivo à saúde, mas ninguém sabia disso. Hoje, qualquer pessoa que fuma está cometendo um ato de autocorrupção: ela conhece malefícios do fumo. Muitas coisas que fazemos hoje não são autocorrupção, mas em dez, vinte, trinta anos, quando as compreendermos melhor, talvez já a sejam, e entenderemos que não podemos continuar a fazê-las.

69 C

*Cf. verbetes

cosmoterapia

É a cura pelas forças cósmicas em seu conjunto. A cosmoterapia é aplicada por terapeutas iniciados por mestres da Sagrada Fraternidade Branca.

O cosmoterapeuta capta a energia cósmica dirigindo-a a pontos vitais do organismo dos pacientes, liberando bloqueios, limitações ou qualquer outra interferência energética negativa.

Nas sessões de cosmoterapia podem ser feitas cirurgias espirituais, trabalho para atrair o anjo da guarda, irradiação à distância, cirurgia à distância ou qualquer outra forma de auxílio metafísico, afastamento de entidades, desmantelamento de magia negra, despolarização da memória, entre outros trabalhos.

cristais

Cristais e pedras preciosas são a manifestação mais pura da energia e da luz no plano físico. Os átomos que os compõem estão em perfeita harmonia; permitem, assim, a manifestação da luz em forma sólida. Fisicamente já está provado que cristais são os melhores condutores e amplificadores de energia, sendo utilizados na composição de fibra ótica, *chips* de computadores, fabricação de relógios etc. Como são condutores, receptores, amplificadores ou geradores de energia, são utilizados metafisicamente para curas, meditações, energização de ambientes e pessoas, ou de qualquer outro ser vivo. Cristais têm vida, são parte de um todo maior, formado de energia pura. Podem tornar-se amigos imprescindíveis, ajudando no crescimento espiritual e no autoconhecimento e, principalmente, ensinando inúmeras formas de utilizar positivamente sua energia em conjunto com a nossa. Com ajuda dos cristais, penetramos com mais clareza em nosso mundo interior. O segredo para o funcionamento perfeito da interação da energia de um cristal com a nossa própria é a intenção clara. É preciso saber que o cristal por si só não pode processar nenhum tipo de cura. A interação de energias é absolutamente necessária. A forma mais prática para despertar essa energia é colocar na mente uma intenção clara e simples, enquanto os segura ou olha para eles. Com isso em mente, os diversos cristais e pedras podem ser utilizados para cura (física, emocional, mental, espiritual), proteção, equilíbrio, expansão, manifestação e meditação. Em alguns casos podem ser colocados sobre partes específicas do corpo, principalmente sobre os *chakras**. Existem vários tipos de cristais e pedras preciosas e cada um tem sua energia, sua especialidade e sua área de cura.

cromoterapia

Cromoterapia significa terapia através das cores. É uma técnica ligada à área da terapia holística; consiste basicamente na manipulação de energias moduladas pela mente humana através das cores.

Vários são seus benefícios. O principal deles é atingir um equilíbrio integral do ser que é obtido nas áreas física, mental e espiritual. A principal característica desta técnica é a rapidez dos resultados, pois são energias manipuladas e potencializadas pelo uso das cores.

As propriedades das cores dependem da área de utilização. O azul, por exemplo, tem função de equilibrar a área espiritual, calmante para o sistema nervoso, analgésico para os casos de dor, absorvente nos intestinos etc. O verde tem função anti-séptica na área dos tecidos e dilatadora na área dos vasos em geral. Já o amarelo tem função regeneradora nos ossos e tônica no sistema nervoso.

A exemplo de tantas outras técnicas, a cromoterapia visa o equilíbrio do ser. Para isto é necessário muito estudo, dedicação e principalmente prática. O equipamento a ser utilizado é importante, porém não indispensável. Todo processo pode ser realizado apenas com a mentalização. Podemos, com o uso dos aparelhos, facilitar a modulação da cor e aumentar a potência da aplicação.

* Cf. verbetes

Um profissional em cromoterapia deve sempre recomendar que seu cliente procure um médico ou, se já o possui e está sob tratamento, deve levar em consideração o diagnóstico já determinado. A cromoterapia é uma técnica complementar aos tratamentos iniciados pela medicina. Estatísticas comprovam que pessoas sob acompanhamento cromoterapêutico respondem muito mais rapidamente a efeitos de remédios e terapias médicas.

crudicismo (ou dieta crudífera)

A dieta crudífera ou crudicismo proclama que refeições de pessoas saudáveis devem se compor unicamente de plantas – folhas, frutas e legumes –, tais como estão na natureza: cruas, sem cozinhá-las, assá-las e fritá-las. Carnes, ovos e laticínios também não fazem parte dessa dieta: o crudicismo os considera venenos disfarçados.

A idéia que está na base do crudicismo é que o corpo precisaria de enzimas presentes nos alimentos crus para auxiliar a digestão destes próprios alimentos. Se submetidas ao calor, essas enzimas ficariam neutralizadas; o organismo teria, portanto, de produzir suas próprias enzimas, usando energia que poderia ser utilizada para outros fins.

Muitos especialistas discordam da teoria crudicista. Afirmam que o organismo depende muito mais das enzimas presentes no organismo do que nos alimentos; além disso, também há casos em que cozinhar os alimentos pode beneficiá-lo, como o repolho, cuja quantidade de ferro que pode ser absorvida pelo organismo cresce de 6.7% no repolho cru para 27% no repolho cozido. Sustentam que a dieta crudicista também pode implicar problemas por ser exclusivamente vegetal, pois, segundo eles, só na carne o organismo encontra diversas matérias primas para fabricar compostos muito importantes para seu funcionamento.

Mas também há argumentos científicos que corroboram com a tese crudicista, já que é certo que o fogo destrói nutrientes e fibras importantes dos alimentos. Até 40% das proteínas podem sumir com o cozimento.

As regras básicas do crudicismo são:

1) selecionar três tipos de comida (verduras, frutas doces e frutas oleosas) que funcionam como base desse sistema alimentar, cujo equilíbrio cada um tem de encontrar;

2) os sedentários devem comer mais verduras e os mais ativos, frutas doces;

3) evitar plantas criadas em laboratórios;

4) evitar guardar os alimentos na geladeira;

5) iniciar-se no crudicismo aos poucos;

6) procurar energia não só nas comidas, mas tambem no amor, na água, no sol e no ar.

método bircher-benner

Método terapêutico através de alimentação crua criado e experimentado com sucesso pelo médico suíço Dr. Max Bircher-Benner (1867-1993). Suas experiências curaram crianças com doenças abdominais e diabetes, bem como pacientes com esclerose múltipla. Bircher-Benner foi também um dos fundadores das primeiras clínicas naturistas para desintoxicar, recuperar a saúde abalada e prevenir contra doenças futuras.

73
C

cura espiritual

É a canalização de energia curativa da fonte espiritual para uma pessoa necessitada. O canal, em geral, é alguém que chamamos de curador; a energia de cura é normalmente transferida para o paciente através das mãos do curador. A cura flui através dele. O termo "cura espiritual" refere-se à natureza divina da energia que é uma fonte externa, invisível e inteligente, e que existe à disposição de todos:

1) CIRURGIAS ESPIRITUAIS: o curador "faz uma intervenção no corpo perispiritual" (segundo Kardec, uma espécie de invólucro espiritual que une nossa alma ao nosso corpo. No perispírito estão os centros de força que correspondem, no Oriente, aos *chakras**. Como

* Cf. verbete

são responsáveis pela circulação de energia, qualquer bloqueio no funcionamento desses centros provoca doenças. Não há cortes no corpo físico;

2) CIRURGIAS MEDIÚNICAS: o curador realiza incisões no corpo físico, sem assepsia, sem anestesia, em geral para retirar tumores e cistos. Um ser espiritual sempre ajuda o médium curador nesse tipo de cirurgia;

3) TOQUE TERAPÊUTICO: a cura acontece com o toque das mãos do curador nos pontos doloridos ou com problemas do corpo do paciente;

4) PASSES ESPIRITUAIS: passes são o meio mais comum de cura espiritual. O curador não toca no paciente, mas faz o que se chama "imposição das mãos" sobre ele, a uma distância de um palmo do corpo*;

5) PAJELANÇA: é o método usado pelos xamãs (iniciados nas artes de curas dos povos e tradições indígenas, que existem em vários lugares do mundo). A cura se faz com ajuda dos espíritos e forças presentes na natureza, uso de ervas medicinais, cantos e magia.

74

cura prânica

É um processo de cura feito através das mãos usando a energia vital. Esse sistema tem como princípio resgatar o poder curador de todos nós. A técnica foi introduzida pelo mestre Choa Kok Sui, filipino de origem chinesa, depois de ter estudado profundamente ciências esotéricas da Índia e do Tibete. Mestre Choa, descobriu, em suas pesquisas, que em diversas culturas sempre existiu uma sabedoria tão antiga quanto a própria humanidade; nelas sempre se utilizaram as mãos e a intuição para cura de males físicos e emocionais. O trabalho principal consiste em retirar do campo energético a energia doente e preencher o espaço deixado pela energia saudável. O praticante de cura prânica, além de ser um canal de energia, utiliza sua própria mente através de ordens mentais. Ele preci-

* Cf. verbete *Passe*

sa, para isso, conhecer os *chakras** e os órgãos, e partes que são por eles controlados.

curso de milagres

Trata-se de um livro sobre como curar a mente, pois é nela que se encontra a fonte de todo sofrimento físico e psicológico. O propósito do curso é que se alcance um estado de paz interior, uma alegria calma, não importando o que se esteja fazendo, com quem ou onde se esteja. O curso ensina uma nova maneira de ver o mundo. Essa mudança de percepção é o "milagre" (daí o título do livro). Foi psicografado por Hellen Schucmam, professora assistente de psicologia clínica em Nova York, durante o ano de 1965. O curso é uma combinação singular de psicologia moderna, metafísica radical e verdades espirituais profundas.

* Cf. verbete

dança do ventre

É uma arte milenar baseada na Geometria Sagrada e nos dois principais atos da criação da vida: o sexo e o parto. Não se sabe muito sobre sua origem. O fato de ela conter conhecimentos sobre o corpo e a sexualidade femininos (que, de outra forma, foram perdidos durante o patriarcado) nos leva a crer que ela já existia desde o Neolítico, tempo em que a Deusa era cultuada por sociedades matriarcais.

Apesar da repressão e das distorções da mentalidade patriarcal, a dança sobreviveu no Oriente Médio e nos chegou através da imigração dos povos orientais para o ocidente.

É enganosa a idéia de que a dança do ventre é uma forma de sedução direcionada aos homens. Na realidade, é uma dança da mulher para a mulher, uma forma de elas compartilharem alegrias, dores, lutas e experiências.

Seus benefícios têm levado algumas profissionais desta arte a desenvolver um trabalho terapêutico baseado em suas observações. Entre estes benefícios, estão bem-estar físico e emocional, maior auto-estima, autoconfiança, criatividade e intuição.

danças circulares sagradas

Movimento pós-guerra de resgate de danças étnicas iniciado por Bernard Wosien na Escócia; as danças circulares trazem um significado profundo de trabalho interno para cada manifestação popular. Têm como principal proposta desenvolver o indivíduo de maneira integral (mente, corpo, espírito) e sua relação com o Todo.

Sem que se tenha consciência, através da relação estabelecida por essas danças, trabalhamos em nós mesmos qualidades inerentes a elas, tais como abundância, possessividade, abertura dos *chakras**, disponibilidade, entre outros. São revividas e trabalhadas na roda todas as relações entre as pessoas: profissionais, afetivas, familiares etc.

As danças circulares promovem o contato com o EU sagrado de cada um, trazendo pensamentos saudáveis e harmoniosos para o indivíduo; desenvolvendo um clima de cooperação em que todos experimentam pensar, sentir e agir como um grupo unido. Vêm sendo utilizadas nas áreas educacional, empresarial, social e de saúde.

77
D

* Cf. verbete

dieta higienista ou higienismo

Elaborada em 1951 pelo cientista norte-americano Herbert Sheldon. A dieta higienista não é apenas um regime, mas também uma filosofia de vida que promete limpar o organismo, restabelecer a saúde e recuperar disposição e alegria de viver. Higienismo é procedimentos básicos e naturais para a manutenção da saúde. É constituído de três conceitos básicos: não misturar alimentos, alimentar-se nos horários certos e comer de preferência alimentos crus. Os princípios do higienismo são:

1) Ingerir a maior parte dos alimentos crus, pois alimentos dessa forma são uma preciosa fonte de enzimas, fibras e líquidos;

2) Não se deve comer em excesso, pois obriga o corpo a usar uma energia muito maior para digerir, fazendo com que o organismo se sinta cansado e pesado;

3) Deve-se evitar alimentos que produzam toxinas, porque elas poluem o corpo e favorecem o envelhecimento precoce, além de promoverem deficiência imunológica, tendência à obesidade e às doenças degenerativas. Os alimentos processados, carnes vermelhas e gorduras são alguns exemplos de alimentos que produzem toxinas;

4) Outra recomendação importante nessa dieta é combinar alimentos corretamente. Segundo os higienistas, certos alimentos, quando combinados, dificultam o curso da digestão. Alguns exemplos de combinação de alimentos: a) frutas só combinam com frutas, pois têm um tempo rápido de digestão e se associadas com outros alimentos os fermentam. Por essa razão, as frutas nessa dieta nunca são usadas como sobremesa. Pode-se combinar frutas frescas e secas e existem algumas que são neutras, como limão e abacate, que podem ser usadas em saladas; b) proteínas não combinam com carboidratos pois o tempo para digerí-los é diferente;

c) não se combinam proteínas diferentes (como carne e queijo ou ovos e queijo) pois o organismo não consegue digeri-las direito e elas apodrecem no organismo;

d) tomar líquidos durante as refeições dilui os sucos gástricos e dilata o estômago;

5) Essa dieta leva em consideração as etapas da digestão: o organismo elimina das 4h da manhã às 12h. Nesse horário só frutas; as refeições devem ser feitas das 12hs. às 20hs; das 20h às 4h, não se deve comer nada, pois o organismo está assimilando os alimentos anteriormente ingeridos.

dieta veganista ou vegan

Dieta vegetariana que exclui todo e qualquer alimento derivado de animais. É usada por pessoas preocupadas em não contribuir com a violência praticada aos animais pela indústria de carnes, assim como o sofrimento dos animais causados nas fazendas e nos matadouros. Inclui em sua filosofia a preocupação com o ecossistema; tenta impedir o desmatamento das florestas para utilização de pastos e o desgaste das reservas de água. Sua dieta inclui cereais integrais, vegetais, legumes e frutas. Na dieta vegan existe um balanceamento interno que contém suficiente quantidade de nutrientes essenciais. Estes poderão ser consumidos, todos os dias, em número apropriado de porções de cada um dos seis grupos de alimentos vegan. Segundo os *Vegans*, o corpo humano não tem nenhuma necessidade de consumir carne ou leite animal; não há nenhum nutriente essencial para a saúde humana que não possa ser obtido das plantas. O plano dessa dieta é formado por um sistema nutricional, balanceado por seis grupos de alimentos básicos Vegan, que são: a) todos os grãos integrais, cereais e as batatas, incluindo massas e pães integrais; b) todas as leguminosas (ou tudo o que nasce dentro de uma vagem), incluindo soja e seus derivados, amendoim e seus derivados, todos os brotos e vagens; c) todos os vegetais verdes (couves, alfaces etc.) e amarelos (cenouras, abóboras etc.); d) todas as nozes e sementes e todas as pastas e cremes fabricadas delas; e) todas as frutas, incluindo tomates; f) todos os alimentos ricos em vitaminas B12 e minerais, tais como beterrabas, nabo, cogumelos e vegetais marinhos, como algas.

dieta vegetariana
(ou vegetarianismo)

Dieta que não inclui proteína de origem animal. Existem vegetaristas que comem leite e ovos: os ovolactovegetarianos ou vegetarianos que não comem nada de origem animal, apenas legumes, frutas, grãos, sementes e alimentos de origem vegetal. É uma dieta com alto teor de fibras e baixo teor de gordura saturada e colesterol. Alguns vegetarianos explicam sua dieta dizendo que "não comem nada que tenha cara ou nada que tenham que correr para pegar". Pessoas tornam-se vegetarianas ou porque têm pena de comer animais, ou porque acham desnecessário e tóxico esse tipo de alimento, ou por motivos religiosos. Ou por todas essas razões juntas.

dimensão

Dentro de um conceito metafísico, *dimensão* seria o desdobramento de níveis de consciência que compõem mundos de existências paralelas, cada qual com suas leis e sua evolução. O ser humano pode atuar, ao mesmo tempo, em mais de uma dimensão, bem como transladar-se de uma para outra. O homem comum, todavia, polariza-se em dimensões de menor potencial; com isso, sua faixa de ação é restrita. O ser humano quando – mediante um trabalho espiritual – expande a consciência, habilita-se a perceber e atuar em outras dimensões.

do in

Técnica de massagem de origem chinesa que busca preservar ou recuperar a saúde mediante pressão exercida com os dedos sobre os pontos de acupuntura*. É utilizado para prestar primeiros socorros, tratamento de saúde – como prevenção de doenças e de estresse –, relaxamento, consciência corporal e harmonização interior.

drenagem linfática

A Massagem de Drenagem Linfática ou Drenagem Linfática Manual (DLM) é uma técnica altamente especializada, feita com pressões suaves, lentas, intermitentes e relaxantes, que seguem o trajeto do sistema linfático. Tem por objetivo aprimorar algumas funções do sistema linfático, trazendo vários benefícios, como redução de edemas, inchaços pós-operatórios, lipedemias, celulites, retenções hídricas, acnes etc. Estimula a regeneração e a defesa dos tecidos, aumenta a diurese e a eliminação de toxinas, desenvolvendo assim o equilíbrio hídrico e a estabilidade do meio interno do organismo; isso produz efeitos profundos e sistêmicos. Tem, apesar de ser uma massagem suave, suas contra-indicações, e não pode ser usada em qualquer caso. Isso exige do profissional um maior conhecimento em anatomia e fisiologia humana, principalmente em sistema linfático. É uma técnica de grande eficácia terapêutica, com efeitos iniciais imediatos e de reconhecimento científico mundial.

* Cf. verbete

ectoplasma

Substância de origem e composição pouco conhecida. Flui para fora do corpo do médium com capacidade paranormal acentuada. É capaz de formar "seres" ou "objetos" que podem ter a aparência nebulosa, transparente ou densa, dependendo do momento e do médium, envolvido no processo.

endorfinas

A palavra *endorfina* é a forma abreviada de *morfina endógena*, que significa morfina produzida naturalmente pelo corpo. Existem vinte tipos diferentes de endorfinas no sistema nervoso, sendo a beta-endorfina a que dá o efeito mais eufórico ao cérebro. As endorfinas são responsáveis por diversas reações psicofisiológicas que vão desde o controle da dor até a sensação de bem estar proporcionada pela prática de atividades físicas. São conhecidas mundialmente como hormônios antiestresse, que tornam vários órgãos mais saudáveis. As endorfinas melhoram nossa memória; o estado de espírito, gerando bom humor; aumentam a resistência, disposição física e mental; melhoram nosso sistema imunológico; bloqueiam lesões dos vasos sangüíneos; tem efeito antienvelhecimento e aliviam dores. São também conhecidas como o hormônio da felicidade. Estimulamos, ao sorrirmos, sua produção. O poder do riso de ativar a produção de endorfinas é tão eficiente quanto acupuntura, relaxamento, meditação, exercícios físicos e hipnose.

83
E

eneagrama

> O eneagrama é o movimento perpétuo, é esse *perpetuum mobile* que os homens buscaram desde a mais remota antiguidade, sempre em vão. E não é difícil compreender por que não podiam encontrá-lo. Buscavam fora de si o que estava dentro deles (...).
>
> Gurdjieff

Não se sabe precisamente sua origem e criador. Sabe-se apenas que faz parte de uma sabedoria muito antiga, que permaneceu restrita por milhares de anos a algumas escolas iniciáticas do Oriente. Coube ao transpessoalista moderno russo Georges Ivanovitch Gurdjieff (1872-1949) resgatar e difundir esse conhecimento milenar, símbolo-síntese criado por sábios de uma época esquecida na qual ciências exatas e "psicologia da possível evolução humana" estavam ligadas, talvez há uns 4.500 anos ou mais.

Segundo Gurdjieff, existiu, num remoto passado, um "Grande conhecimento", do qual faziam parte todas as ciências, artes e filosofias, e de cuja existência pouco ficou registrado na história escrita da humanidade. O eneagrama é parte desse "Grande conhecimento".

Ele não tem qualquer relação com a astrologia, numerologia, tradição mística, nem é "propriedade" de qualquer escola ou instituição. Os sábios que deram origem a este símbolo-síntese não pertenciam a nenhuma das linhas do conhecimento tradicional conhecidas na atualidade.

Como outros ensinamentos, utiliza o método simbólico e um de seus símbolos principais é o círculo dividido em nove partes. O eneagrama é apenas um dos símbolos principais, o que significa que nesse sistema existem e existiam mais símbolos. Gurdjieff o definiu como: "O Círculo está dividido em nove partes iguais. A figura construída sobre seis desses pontos tem por eixo de simetria o diâmetro que desce do ponto superior. Esse ponto é o vértice de um triângulo eqüilátero construído sobre aqueles pontos, dentre os nove, que estão situados fora da primeira figura".

O eneagrama é um sistema que permite mapear tipos psicológicos básicos do ser humano e que tem comprovada eficácia e valor prático na psicoterapia, psicologia e terapias alternativas. Alguns terapeutas, nas últimas décadas, adaptaram e passaram a usá-lo como gabarito psicológico prático para descrever nove tipos (ou máscaras) essenciais, mas isso é apenas uma parte do uso desse sistema, constituído de muitas versões. Como diz Gurdjieff: "Se um homem isolado no deserto traçasse o eneagrama na areia, nele poderia ler as leis eternas do universo. E cada vez aprenderia alguma coisa nova, alguma coisa que ignorava até então".

os nove tipos (ou máscaras) essenciais do eneagrama

Obs: É preciso compreender que todos levam todas as possibilidades e tipos (ou máscaras) dentro de si, bem como certos perfis dentro desses tipos (ou máscaras) levam à integração, enquanto outros à desintegração, pois o eneagrama está sempre em movimento.

1 – O juiz, perfeccionista, reformador, crítico, empreendedor;
2 – O assistente, planejador, modelador, doador egocêntrico;
3 – O narcisista, realizador, mágico, ator;
4 – O artista, romântico, batalhador emocional, expressionista;
5 – O observador, pensador, sofredor, espectador;
6 – O herói, seguidor, soldado, leal, cético;
7 – O oportunista, generalizador, otimista, epicurista voraz;
8 – O chefe, líder, patrão, supervisor;
9 – O apaziguador, mediador, amigo afetuoso.

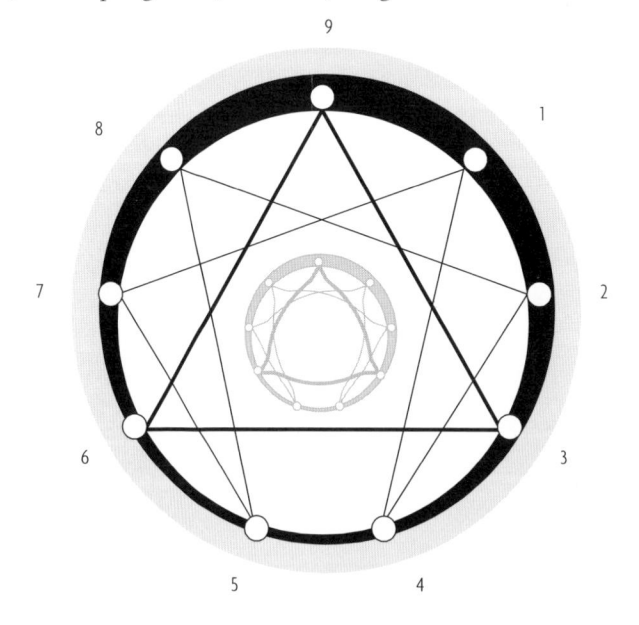

equoterapia

Método terapêutico e educacional que utiliza o cavalo dentro de uma abordagem interdisciplinar, nas áreas de saúde, educação e equitação. Busca o desenvolvimento biopsicossocial de pessoas portadoras de deficiência e/ou com necessidades especiais. Há registros de que Hipócrates (377 a.C.), o pai da medicina, defendia a equitação como meio de regeneração da saúde em geral. No Ocidente moderno, este tratamento tornou-se importante na recuperação física e psicológica de mutilados da Segunda Guerra Mundial.

Ela emprega o cavalo como agente promotor de ganhos físicos, psicológicos e educacionais. Esta atividade exige a participação do corpo inteiro, contribuindo, assim, para o desenvolvimento da força, tônus muscular, flexibilidade, relaxamento, conscientização do próprio corpo e aperfeiçoamento da coordenação motora e do equilíbrio. A interação com o cavalo, incluindo os primeiros contatos, cuidados preliminares, ato de montar e manuseio final, desenvolvem, ainda, novas formas de socialização, autoconfiança e auto-estima.

O cavalo, na equoterapia, atua não apenas como um espelho onde são projetadas as dificuldades, progressos e vitórias, mas também como um novo estímulo, que propicia novas percepções e vivências. Cavalgar nesse animal dócil, porém de porte avantajado, leva o praticante a experimentar sentimentos de liberdade, independência e capacidade; sentimentos estes importantíssimos para a aquisição de autoconfiança, realização e auto-estima.

É indicada para deficiências causadas por lesões neuromotoras (cerebral e medular), deficiências sensoriais (áudio, fono e/ou visual), distúrbios evolutivos e/ou comportamentais e patologias ortopédicas. No caso de portadores de síndrome de Down, ajuda a desenvolver auto-estima e sensação de independência, melhora o tônus muscular, coordenação, postura, reação de equilíbrio, controle de cabeça e tronco, e esquema corporal.

esoterismo

A palavra vem do grego, *esoterikos*: interior, oculto, voltado para dentro. Designação que abrange um complexo conjunto de doutrinas, práticas e ensinamentos de teor religioso e espiritualista. Reúne influências de religiões orientais e ciências ocultas, associadas a técnicas terapêuticas que mobilizam energias não integrantes da ciência e que visam iniciar o indivíduo nos caminhos do autoconhecimento, da paz espiritual, da sabedoria, da saúde, da imortalidade, entre outros.

A profundidade que cada um atinge depende de sua evolução no conhecimento.

esparadrapoterapia ou
spiral tape

Se levarmos em consideração que algumas terapias alternativas têm registros de cinco mil anos, a esparadrapoterapia, ou *spiral tape*, é relativamente recente. Há 17 anos, o acupunturista Nobutaka Tanaka trabalhava como técnico em ortopedia. Ao enfaixar um tornozelo machucado percebeu um fato curioso: dependendo da direção em que enrolava a faixa, verificava-se uma diferença no alívio da dor da inflamação. Ao unir conhecimentos da acupuntura, da cinesiologia, neurologia, ortopedia e biofísica, ele criou a técnica da esparadrapoterapia.

Se movimenta melhor o fluxo de energia do paciente utilizando fitas de esparadrapo com 3,5 cm de largura no local indicado. Isto diminui dores em até 70% em apenas alguns minutos depois de terem sido aplicadas as fitas adesivas.

Esta técnica, simples e barata, tem se mostrado muito eficiente para problemas relacionados a LER (Lesão por Esforço Repetitivo) e DORT (Distúrbio Osteomuscular Relacionado ao Trabalho) – tendinite, tenossinovite, túnel do carpo, dores de coluna, alterações posturais, contraturas, entorses e contusões. Também obtêm-se bons resultados nos casos de insônia, nervosismo, diarréia, constipação, bronquite etc.

espiritismo

O livro dos espíritos (1857), escrito por Allan Kardec, dá luz ao que conhecemos hoje como espiritismo, palavra cunhada pelo próprio Kardec. Ela define a doutrina que crê na sobrevivência da alma e na existência de comunicações, por meio da mediunidade, entre vivos e mortos. Allan Kardec foi responsável pela codificação do espiritismo, que, segundo ele, não foi fundado por homens, pois é conseqüência das revelações trazidas pelo plano espiritual.

O espiritismo se define não apenas como religião, mas também como ciência e filosofia. Para Kardec, todo homem é um médium, um canal de comunicação entre os vivos e os espíritos; não existe, por essa razão, nenhuma hierarquia religiosa. Nos centros espíritas a função de liderança é geralmente reservada ao médium mais experiente ou ao fundador do centro. Os médiuns comunicam-se com os espíritos das mais diversas maneiras; as mais comuns costumam ser a psicografia e a incorporação. O espiritismo acredita que os espíritos evoluam para a perfeição ao longo de várias e sucessivas encarnações.

Enfoca a caridade; aceita a reencarnação, o evolucionismo da alma e a vida em outros planetas; prega que os méritos e tragédias de cada um fazem parte do *karma*. A evolução da alma explicaria diferenças sociais, saúde, capacidade intelectual e o *karma* de cada um. Este pode ser revertido graças a ações meritórias. Fazer bem para os outros é fazer bem para si mesmo. Para Kardek, "Fora da caridade não há salvação".

88 espiritualismo

Na filosofia, é o estado da mente oposto ao materialismo. Doutrina que admite independência e primazia do espírito em relação às condições materiais. Todas as religiões estão baseadas, necessariamente, no espiritualismo. Quem acredita haver em nós algo além da matéria é *espiritualista,* o que não implica em crer nos espíritos e em suas manifestações.

É também o nome dado pelos ingleses (*spiritualism*) à escola espírita da América e Inglaterra para diferenciá-la do nome espiritismo (*spiritism*), escola espírita francesa fundada por Allan Kardec. Uma e outra escola diferenciam-se entre si, porque espiritualistas rechaçam quase unanimemente a doutrina da reencarnação, enquanto espíritas fazem dela o princípio fundamental de sua crença. Todo *espírita* é, necessariamente, *espiritualista,* sem que todo o *espiritualista* seja *espírita.*

estabilização segmentar vertebral

Método oriundo da terapia manual australiana. Foi desenvolvido por fisioterapeutas com intuito de tratar a dor lombar e diminuir sua reincidência. Músculos transversos do abdômen e multífido lombar estabilizam a coluna lombar. A contração desses músculos, em indivíduos "saudáveis", ocorre antecipadamente e de forma inconsciente, antes da realização de movimentos tanto dos membros superiores quanto inferiores, desempenhando, portanto, um papel de "cinto abdominal" natural. Exercícios de estabilização segmentar vertebral visam o controle motor, ou seja, a capacidade de contrair músculos transversos do abdômen e multífido isoladamente, mantendo cintura pélvica e coluna lombar em posição neutra. Quando o paciente alcança este controle, o terapeuta inicia exercícios que desafiem a estabilidade pélvica e lombar, simulando movimentos funcionais do dia-a-dia. Este tipo de tratamento exige do paciente muita concentração e disciplina para realizar exercícios tanto durante as sessões quanto em casa.

estresse

A palavra *estresse* vem do inglês *stress*, termo usado inicialmente na física para traduzir o grau de deformidade sofrido por um material quando submetido a um esforço ou tensão. O médico Hans Selye transpôs o termo para medicina e biologia, significando esforço de adaptação do organismo para enfrentar situações ameaçadoras à sua vida e a seu equilíbrio interno. Estresse é a denominação dada a um conjunto de reações orgânicas e psíquicas de adaptação. O organismo o emite quando exposto a qualquer estímulo excitante, irritante, amedrontador ou que o faça muito feliz, pois nem sempre o agente disparador de um processo de estresse é negativo. Em princípio, não é uma doença, mas somente a preparação do organismo para lidar com situações desgastantes; é, portanto, então uma resposta do organismo a um determinado estímulo, que varia de pessoa para pessoa. O prolongamento ou a exacerbação de uma situação específica podem gerar alterações indesejáveis de acordo com as características do indivíduo naquele momento. O desenvolvimento do processo de estresse depende tanto da personalidade do indivíduo quanto do estado de saúde em que este se encontra (equilíbrio orgânico e mental); por isso nem todos desenvolvem o mesmo tipo de resposta diante dos mesmos estímulos. Estilo de vida, experiências passadas, atitudes, crenças, valores, doenças e predisposição genética são fatores importantes no desenvolvimento do processo de estresse. A OMS (Organização Mundial de Saúde) afirma que o estresse é uma epidemia global.

feng shui

A antiga ciência chinesa que visa à localização dos diferentes tipos de energia em/de um local. Quando se diz "ciência", significa um sistema em que princípios e regras foram baseados, ao longo dos anos, em observações e dados estatísticos. Os estudiosos chineses examinaram, a partir destas investigações, como as informações coletadas podiam estabelecer locais favoráveis para moradias humanas e para organização harmoniosa da vida da comunidade, com as constantes mudanças nos padrões da energia da natureza. À medida que esse conhecimento se desenvolveu, vários fatores foram considerados. Estes incluíam realidades visíveis como paisagem, material usado na construção, cores e texturas. Influências invisíveis como magnetismo, passar do tempo e forma pela qual tudo muda.

Ao tentar entender interações complexas entre forças visíveis e invisíveis, nasceu uma das contribuições mais simples, ainda que mais profundas da cultura chinesa ao pensamento humano – o conhecimento do *yin* e do *yang** –, que é uma das pedras fundamentais do feng shui.

Um médico chinês entendia que, se uma pessoa tem algum problema, isso foi gerado por alguma razão ou desequilíbrio. Assim, ele ia até à casa do paciente olhar o que poderia estar errado e o que poderia estar gerando desarmonia, conseguindo, desse modo, duas formas de tratamento e de diagnóstico.

Temos relações estreitas e profundas com o ambiente. Este nos afeta constantemente, da mesma forma que nós, ao mesmo tempo, estamos deixando nossa marca em tudo que nos cerca. A compreensão dessa relação é a base dessa antiga arte chinesa. Caracteres chineses que compõem esse termo representam o *vento* e a *água*, dois dos elementos mais essenciais para a vida humana. Essas duas energias – uma visível e outra invisível – podem ser compreendidas como símbolos das energias múltiplas do cosmos. Essa arte, para os chineses, é como o vento que não se pode entender e a água que não se pode agarrar. É também o vento que traz as águas das chuvas para nutrir tudo o que está embaixo.

O feng shui deve ser entendido como sendo um dos vários sistemas existentes da filosofia chinesa, e não uma panacéia para todos os males. Ele não traz sucesso da noite para o dia nem é uma mágica milagrosa. Mas se diz que se você aplicar seus conceitos cuidadosamente, ele fará sua vida mudar de rumo.

física quântica

Teoria que descreve o comportamento da matéria na escala do "muito pequeno", ou seja, é a física dos componentes da

* Cf. verbete

matéria: átomos, moléculas e núcleos. Estes, por sua vez, são compostos pelas partículas elementares.

Nas últimas décadas, os físicos passaram a reconhecer a possibilidade de o universo constituir-se de interligações. Estas se dão por vias muito mais sutis do que se tinha pensado até então. A nova espécie de estado de interligação recém-surgido não apenas reforça similaridades entre os pontos de vista dos físicos e dos místicos; ela também levanta a intrigante possibilidade de relacionar a física subatômica à psicologia junguiana e, talvez, até mesmo à parapsicologia. Lança, além disso, nova luz sobre o papel fundamental da probabilidade na teoria quântica. Enquanto na física clássica as propriedades e o comportamento das partes determinam as propriedades e o comportamento do todo, na física quântica a situação é inversa: o todo determina o comportamento das partes.

Esta teoria, com sua nova conceituação sobre a matéria e seus intrigantes postulados, gerou debates não só no âmbito das ciências exatas, mas também no da filosofia. Provocou assim grande revolução intelectual no século XX.

Na física quântica, o físico não pode desempenhar o papel de um observador distanciado: está envolvido no mundo que observa, pois ele influencia a propriedade dos objetos observados. Alguns físicos vêem esse envolvimento do observador como a característica mais importante da teoria quântica, o que levou à sugestão de substituir a palavra "observador" pela "participante". Isso destrói o conceito do mundo como "algo que existe lá fora". Num estranho sentido, o universo é participante.

Com isso, nas palavras de E.P.Wigner, "foi necessária a consciência para completar a mecânica quântica".

fitoterapia

É uma das formas mais antigas e fundamentais de medicina. Há mais de seis mil anos o homem vem testando e escolhendo, instintivamente, plantas para curar suas doenças. Fitoterápico é todo medicamento preparado com plantas.

É uma terapia com propriedade de auxiliar a cura de males e restabelecer o equilíbrio físico de forma barata e não agressiva, pois estimula as defesas naturais do organismo e reintegra o ser humano às suas raízes terrestres. Consiste no conjunto das técnicas de utilização dos vegetais no tratamento das doenças e na recuperação da saúde. Existem numerosas escolas que a estudam e empregam, das mais simples e empíricas às científicas e experimentais.

Como método terapêutico, faz parte dos recursos da medicina natural e está presente também na tradição da medicina popular e nos rituais de curas indígenas.

Uma das vantagens da utilização da fitoterapia é a possibilidade de utilizar-se uma única erva para tratar diferentes males ao mesmo tempo. É muito importante conhecer cada detalhe da planta utilizada, já que, às vezes, diferentes partes de uma mesma planta servem para tratar diferentes males. Existem, além disso, ervas tóxicas e combinações de ervas não recomendadas.

As diferentes maneiras de preparo de plantas medicinais são cataplasmas, xaropes, ungüentos, infusões (chás), sucos, compressas, banhos e cápsulas.

fitoterapia chinesa

Consiste no uso de folhas, flores, frutos, raízes, cascas de plantas e também parte de animais, como ossos, para fins terapêuticos. As diferentes maneiras de preparar plantas medicinais para sua utilização na fitoterapia chinesa são muito importantes. O diagnóstico é feito após responder-se um grande questionário baseado em hábitos alimentares, histórico médico, estilo de vida, estágio mental e emocional, ginecologia, exame da língua e pulsação. O fitoterapeuta, após chegar ao diagnóstico, escolhe a receita mais próxima do quadro do paciente, prescrevendo de cinco a 15 ervas combinadas entre si. Raramente se usa uma só erva. As ervas têm sabores peculiares como acre, doce, amargo, salgado, azedo e suave. Existem também diversas temperaturas como quente, frio, morno, neutro, fresco e outras intermediárias. A fitoterapia chinesa diz que doenças quentes devem ser tratadas com ervas frias e doenças frias com ervas quentes. Muitas ervas são proibidas durante a gravidez, pois podem causar aborto e a automedicação não é aconselhável.

florais

Não existe cura autêntica, a menos que exista uma mudança de perspectiva, uma serenidade mental e uma felicidade interna.

Edward Bach

A medicina das essências florais teve início em 1928, com o Dr. Edward Bach (1886-1936), médico inglês graduado também em bacterologia, patologia e saúde pública. Sob impulso da homeopatia, abandonou todas as suas atividades na cidade e partiu para o campo em busca de novos remédios e de formas mais sutis e naturais de cura. Ele descobriu, entre 1928 e 1935, os 38 remédios florais de seu sistema e escreveu os fundamentos de uma nova medicina: os florais de Bach.

Essas essências são utilizadas como instrumento de harmonização das forças da natureza em comunhão com o organismo humano, levando as pessoas ao completo equilíbrio mental, emocional e espiritual. As essências florais protegem o corpo energético removendo todas as energias negativas que assolam e desarmonizam o ser humano, tais como: solidão, medo, indecisão, angústia e tensões, entre outros. Transmitem às pessoas o padrão vibratório necessário para que se rearmonizem. Os florais de Bach atuam em um nível mais estruturador do indivíduo: medos, indecisões, falta de interesse, solidão, sensibilidade excessiva, desespero, preocupações, entre outros.

Os florais curam a alma através da sabedoria contida na energia vibracional das flores. São indicados através da análise das características da personalidade do paciente e do quadro emocional que ele apresenta. Tratam a pessoa, não a doença.

A partir dos estudos do Dr. Bach, vários novos sistemas foram desenvolvidos. Partindo do princípio de que a essência floral tenha sido preparada da forma ensinada por Dr. Bach, a principal diferença entre os sistemas de florais é que eles são preparados com flores diferentes e em ecossistemas com propriedades peculiares e diferentes. Essência floral (desde que preparada de forma semelhante) é sempre essência floral; por isso, o princípio da cura é o mesmo, todavia cada uma delas, elaborada com flores diferentes a partir de lugares diferentes, tem propriedades de cura também diferentes.

Alguns sistemas florais além do sistema inglês de Bach:

sistemas florais brasileiros:

FLORAIS DE MINAS
Criado por Breno M. da Silva e Ednamara B.V. e Marques. É composto por três *kits*: o profissional (84 essências), o doméstico (14 essências) e o da criatividade e espiritualidade (42 essências). Apresenta ainda compostos de ervas medicinais e essências florais (fitoflorais), gel de flores e polvilho de lobeira. Algumas essências avulsas complementam o grupo de essências florais.

FLORAIS ÁGUA AZUL
Angela Barcellos Pinheiro Machado desenvolveu seu sistema floral em Três Coroas, região serrana do Rio Grande do Sul, e nas praias da Ferrugem e do Rosa, em Santa Catarina. Com apoio da filosofia budista, co-criou um sistema que conta, hoje, com mais de 42 essências florais e minerais.

FLORAIS LARIMAR
Carmem Heller Barros é pesquisadora de um conjunto de 12 essências vibracionais, preparadas em Tapes, no Rio Grande do Sul, e em Fernando de Noronha, Pernambuco. O *kit* é composto por essências florais, elixires minerais – com assistência de animais – e uma essência composta.

SISTEMA KAHENA
Este sistema gaúcho foi desenvolvido sobre uma estrutura de 33 essências florais, resultando em oito compostos, preparados na forma de vaporizadores. Destinam-se ao uso externo, sobre o campo vibracional e ambientes.

FLORAIS DO SUL
Concentrando-se nos estados do Rio Grande do Sul e de Santa Catarina, Marga Regis Carvalho de Farias desenvolveu um sistema floral que contém mais de trinta essências florais, com alto poder de transformação.

FLORAIS DA VIDA
Carlos M. Knorr Guterres desenvolveu um conjunto de harmonizadores vibracionais, que surge como mais um elemento de apoio ao ser humano nesta fascinante jornada que é a vida. As essências estão agrupadas em elixires minerais,

essências florais, energéticas, ambientais e fórmulas compostas.

FLORAIS ANGELS

Sistema floral desenvolvido por Angelina Calabria, em regiões da mata atlântica, no estado de São Paulo. É composto por 32 essências de flores, na sua maioria silvestres, produzidas de forma totalmente intuitiva através da comunicação com os devas da natureza.

FLORAIS ARCO-ÍRIS

Denilde Moraes Lourenço desenvolveu, em São Paulo, um sistema em que as essências florais, num total de 66, contêm as vibrações das flores e da luz das cores específicas de cada um dos sete *chakras**.

FLORAIS ARARÊTAMA

Sandra Epstein desenvolveu as 19 essências vibracionais Ararêtama, na região da mata atlântica, por ser esta a terra que pisamos todos os dias e pelas nossas semelhanças. As essências nos conduzem a uma jornada através da infinita escada da consciência e do autoconhecimento.

FLORAIS AGNES

Composto por essências florais e fitoessências de plantas nativas e cultivadas, originadas do cerrado dos estados do Mato Grosso e São Paulo, esse sistema, co-criado por Gelse Campos e Lourdes Agnesini, conta com um *kit* de 49 essências individuais, o *kit* de rosas, o *kit* família, o *kit* regeneração e as fórmulas compostas.

FLORAIS FILHAS DE GAIA

Maria Grillo iniciou seu trabalho como pesquisadora e co-criadora de essências florais, com as flores que foram especialmente significativas para ela em sua infância. Desenvolveu em São Paulo, Minas Gerais e em regiões do Nordeste brasileiro um conjunto de fórmulas compostas destinado a crianças e um amplo conjunto de essências florais.

FLORAIS DE SAINT GERMAIN

Neide Margonari criou um sistema floral em que alia o conhecimento da divina missão da Grande Fraternidade Branca ao reino vegetal. A finalidade dessas essências é de preparar-nos para atingir um novo patamar na jornada espiritual.

---

* Cf. verbetes

Trata-se de um sistema aberto, brasileiro, composto, hoje, por setenta essências, aproximadamente.

FLORAIS DO NORDESTE

O *kit* do Pai Nosso, o *kit* da família e as fórmulas de resgate, junto de essências florais e ambientais, compõem o sistema desenvolvido por Marco Antônio Menelau, no Nordeste brasileiro.

FLORAIS DO PLANALTO CENTRAL

Nona essência é o sistema de elixires de pedras e cristais desenvolvido por Norysa Bonilha e Nadir Vilela, composto por 97 elixires relacionados aos *chakras** e à astrologia*.

FLORAIS DA AMAZÔNIA

Maria Alice Campos Freire e Izabel Facchini Barsé começaram a pesquisar este sistema às margens de um pequeno afluente do rio Purus, na Amazônia, sendo que esses florais expressam toda a força que se encontra nas florestas daquela região.

FLORAIS BRASILEIROS

Criados por Joel Aleixo, o sistema é composto por quatro tipos de remédios: essências de ervas, florais do 1.º nível, florais de 2.º nível e florais s.º nível.

98

sistemas florais do mundo

FLORAIS DA CALIFÓRNIA (F.E.S. — *FLOWER ESSENCES SOCIETY*).

Criados e pesquisados por Richard Katz e Patricia Kaminski. São compostos por vários *kit*s: profissional (com 72 essências), de pesquisa (com cerca de duzentas essências em fase de pesquisa), de sete ervas (desenvolvido por Matthew Wood) e de óleos essenciais. Nesse sistema, algumas essências florais trabalham questões mais específicas, complementando a atuação dos florais de Bach (que são mais genéricos). É um sistema de essências florais em que o conhecimento da planta é traduzido para a linguagem da alma humana, ajudando-a em seu desenvolvimento e evolução.

FLORAIS DA AUSTRÁLIA — *AUSTRALIAN BUSH FLOWER ESSENCES*

Criados por Ian e Kristin White. Ian White, co-criador das essências florais australianas, é descendente de uma famí-

* Cf. verbetes.

lia de herboristas, ambientada na cultura dos aborígenes australianos. Desenvolveu, junto a Kristin White, sua ex-esposa, um sistema floral composto por 62 essências individuais, que carregam em si o poder vibracional das terras australianas.

FLORAIS DO ALASCA

Criados por Steve M. Johnson. Também são compostos por vários *kit*s, cada um com 24 essências. Apresenta ainda um *kit* com seis essências ambientais, ou seja, feito sem flores, mas com a vibração do ambiente. Stefe Johnson iniciou, no verão de 1983, seu trabalho com essências florais, preparando-as a partir de flores nativas do Alasca, que refletem a força especial, o poder e a vitalidade daquele ambiente. O sistema se compõe de essências florais, essências ambientais e elixires de gemas.

FLORAIS *LIVING ESSENCES* – (AUSTRÁLIA)

Vasudeva e Kadambii Barnao começaram a pesquisa e produção das essências florais *Living Essencies* na Austrália. Seu trabalho é pioneiro no uso de essências florais em pontos e meridianos* de acupuntura. Trata-se de um sistema aberto, hoje composto por 88 essências florais, às quais já estão sendo acrescentadas novas essências produzidas no Japão e na Rússia.

FLORAIS DO DESERTO – (ARIZONA – EUA)

As plantas que habitam o deserto do Arizona desenvolveram estratégias estranhas para se adaptarem ao ambiente e ao clima dessa região. Cynthia Athina Kemp Scherer é co-criadora das essências florais e das fórmulas compostas que fazem parte deste extraordinário sistema floral.

FLORAIS DO HAVAÍ

As essências florais havaianas são preparadas por Penny Medeiros na vulcânica Big Island, no Havaí; trazem consigo a energia das forças vulcânicas da natureza, associada ao conhecimento da filosofia Kahuna.

FLORAIS *LIVING LIGHT* – (CANADÁ)

Jeff Binder desenvolveu, no Canadá, um grupo de elixires de gemas que trazem consigo qualidades e características dos

* Cf. verbetes

Anjos e dos Sete Raios Divinos. Uma linha de fitoterápicos, associados aos elixires, também já está disponível.

FLORAIS PEGASUS

Fred Rubenfeld acredita que o segredo para fazer boas essências e elixires é a participação dos reinos floral, mineral, elemental, planetário e extraterrestre. O sistema Pegasus oferece mais de quinhentas essências florais e mais de trezentos elixires de gemas, assim como elixires de estrelas e planetas.

FLORAIS DO PACÍFICO

Sabina Pettitt é a co-criadora do sistema das essências florais e marinhas do Pacífico, composto de 24 essências de flores silvestres nativas, 13 de flores de jardim, 12 essências marinhas e sessenta elixires de gemas e cristais. Fazem parte deste trabalho os nove Remédios das Deusas, que estão associados aos arquétipos delas. Une, no desenvolvimento de seu trabalho, a medicina tradicional chinesa à sua sensibilidade e intuição.

FLORAIS *MASTER'S*

Lila Devi desenvolveu um conjunto de vinte essências florais, feitas exclusivamente de botões de flores de frutas e vegetais, cultivados, de forma orgânica, na Califórnia.

FLORAIS PERELANDRA

Machaelle Small Wright criou o Jardim de Perelandra com a intenção de pesquisar e descobrir os princípios e a dinâmica de co-criação entre o homem e a natureza. O sistema contém 18 essências florais e 16 essências de rosas.

ORQUÍDEAS DO AMAZONAS – (EUROPA)

Andreas Korte é pesquisador e especialista das essências, tendo desenvolvido um método de preparo das essências em que as flores não sofrem nenhum dano. Dentre as essências por ele desenvolvidas, podemos citar as orquídeas do Amazonas, as rosas, as africanas, as essências de flores silvestres e algumas essências especiais como *Dolphin essence* e *Chemobyl research essence*.

FLORAIS DO HIMALAIA

Feitos de flores que crescem a três mil metros de altitude, nos Himalaias indianos. Seu co-criador é Tanmaya, pesquisador de origem australiana. Dentre as essências desenvolvidas, estão o *kit* dos sete *chakras** e o *kit* de flores do mundo.

FLORAIS DEVA – (FRANÇA)

Os elixires florais deva deram início ao trabalho de Philippe Deroide e Dominique Guillet, na França. As 64 essências são preparadas a partir de flores dos Alpes franceses da região do Mediterrâneo.

FLORAIS DE FINDHORN – (ESCÓCIA)

As essências florais Findhorn são feitas com flores silvestres da Escócia e suas propriedades curativas sutis restauram o equilíbrio em todos os níveis do ser. Marion Leigh, em comunicação e com a colaboração dos reinos dévico e angélico, desenvolveu 37 essências de flores, além de algumas essências combinadas, esotéricas, e dos elementos da natureza.

FLORAIS DA HOLANDA

Bram e Miep Zaalberg vêm realizando suas pesquisas desde 1986, na Holanda, e já colocaram à disposição 28 essências florais bastante poderosas e com um alto grau de pureza.

FLORES DE RAFF – (ARGENTINA)

Desenvolvido por Jorge Luis Raff, passam por um processo de alquimia natural que envolve os quatro elementos que compõem a matéria – Terra, Água, Ar e Fogo. Trata-se de um sistema aberto, em que novas essências estão sendo acrescentadas a uma linha de compostos energéticos, cremes, óvulos e colírios. Novas essências estão sendo pesquisadas no Uruguai e também no Brasil.

FLORAIS SÍRIO – (ARGENTINA)

Os elixires florais Sírio estão sendo co-criados pelos argentinos Rosana Piñera e Aldo Guerrini mediante informações recebidas dos Regentes Dévicos das distintas espécies vegetais.

* Cf. verbetes.

outros sistemas florais

Florais *Running Fox Farm* – Massachusetts – EUA
Florais Corpo e Alma – Portugal
Florais *New Perception* – Nova Zelândia
Florais *Bailey Essences* – Inglaterra
Florais *Green Man Tree* – Inglaterra
Florais Harebell – Inglaterra
Florais *Himalayan Aditi* – Índia
Florais *Himalayan Indian Tree* – Índia
Florais *Petite Fleur* – Alabama – EUA
Florais Essências da Terra – Brasil
Florais Essências dos Golfinhos – Brasil
Florais Santa Bárbara – EUA

formas-pensamentos

Diz um provérbio chinês: "O homem é o que ele pensa". Todo pensamento gera, na matéria mental, uma forma, um aglomerado de energias e forças, que permanecem ativas por determinado período. Essa forma pode fortalecer-se ou dissolver-se, caso seja ou não vitalizada por pensamentos semelhantes. Embora nossos olhos não possam vê-las, todos os pensamentos emitem ondas e vibrações; elas se propagam em seu próprio meio e sua intensidade pode variar das mais fracas e passageiras as mais potentes e duradouras. Uma forma-pensamento pode durar uma fração de segundos ou pode permanecer em volta do seu criador durante dias, semanas, meses e até séculos. As formas-pensamentos são constituídas de matéria dos campos astral e mental. A proporção e a qualidade dessa matéria varia em função do tipo e da qualidade do pensamento. Quando pensamentos ou sentimentos são de natureza elevada ou superior, eles atraem as partes mais sutis da matéria existentes nesse plano. Já pensamentos e sentimentos maus ou negativos atraem a matéria mais grosseira existente nesses planos. Contribuem para formas-pensamentos de cada indivíduo, tendências positivas ou negativas que ele traz em sua bagagem cósmica e que resultam das experiências acumuladas ao longo de seu processo evolutivo. Contribue também o meio em que ele vive e é educado; em especial, a vigilância constante de seus próprios sentimentos, bem como sua força de vontade para modificar hábitos que forem se mostrando incompatíveis com sua maneira de pensar e agir, na medida em que eleva e conquista novos estados de consciência. Pensamentos são coisas e podem criar crimes ou milagres.

fotografia kirlian

Método de fotografar a aura inventado pelo russo Semyon Kirlian. Consiste em converter propriedades não elétricas de um corpo em propriedades elétricas, registrando-as em película fotográfica.

guru (ou mestre)

É um mestre espiritual que faz parte de uma sucessão histórica de mestres, cujos ensinamentos não se desviam do ensino de seus predecessores. Um guru genuíno pertence a uma linha de mestres que passa com exatidão uma mensagem espiritual, de uma pessoa para outra, por um longo período de tempo, sem alteração ou acréscimo. Diz o ditado que "quando o discípulo está pronto, o Mestre aparece". Jesus Cristo, Buda, Krishna, Yogananda, Rajeenesh (Osho) são alguns exemplos de pessoas consideradas gurus ou mestres.

haptonomia

Haptonomia (*hapto* significa tocar e *nomos*, norma) é um código especial, criado pelo médico alemão Frans Veldman, cujo sistema baseia-se em pensar, falar e, sobretudo, acariciar o bebê através da barriga. Seu benefício está no contato com a pele mediante o tato. Ainda há técnicas de relaxamento em que mãe e feto podem se comunicar; o mesmo pode acontecer com o pai e os irmãos. Muitos ginecologistas e enfermeiras incorporam algumas de suas idéias nos seus cursos de preparação para a maternidade. A haptonomia é útil no momento do parto, pois as mulheres que a praticaram durante a gestação suportam melhor as dores da dilatação e expulsão. Além disso, a grávida aprendeu, mediante esta técnica, a relaxar-se, concentrar-se em seu filho e deixar os músculos abdominais se distenderem. É útil também nos casos de gravidez ou partos problemáticos, já que, mediante os movimentos das mãos, a mãe ou a médica pode ajudar a criança a se colocar na postura desejada.

healing

É um caminho para quem deseja se aprofundar nos aspectos relacionados ao desenvolvimento humano e sua relação com a espiritualidade. O *healing* oferece ao indivíduo a possibilidade de reconhecer o que é movimento natural em seu campo energético e, aos poucos, ir integrando essas qualidades em sua expressão cotidiana. O ensinamento se dá pela prática de meditação, de exercícios específicos de circulação de energia entre pontos, áreas e órgãos, do corpo físico e não físico, do processo da respiração, símbolos, cores e sons, e da observação das diversas dimensões que compõem nossa anatomia e fisiologia sutil. O compartilhar das vivências em exercícios, meditações e sonhos durante *workshops*, oferece a possibilidade de apreciação de como a energia se move e se traduz em cada um. A palavra *healing* significa *unir, tornar-se uno, inteiro*; por isso, nesse processo, a relação individual com a Fonte, com a Crença, com a Motivação e o Propósito de ser quem se é são pontos importantes. Esse trabalho com *energia, healing e desenvolvimento humano* foi desenvolvido pelo irlandês Bob Moore na década de 70, em Londres, quando reuniu um grupo de profissionais da área de saúde para se aprofundar nesses conceitos.

hemisfério cerebral direito / consciente direito

Nele está intuição, criatividade e memória inconsciente. É a região da consciência humana que exprime atributos e faculdades supramentais. Diz respeito a conexões com níveis abstratos em que se revelam padrões arquetípicos. Reflete a realidade dos níveis intuitivo, espiritual e divino; é o lado do cérebro que pensa por imagens, símbolos e metáforas; desconhece as leis de tempo e espaço. Esta mente é intuitiva, analógica, sintética e holística.

hemisfério cerebral esquerdo consciente esquerdo

Responsável pela razão e pela cognição; é a contraparte material da consciência humana. Fundamenta-se na cognição externa, nos mecanismos racionais e no conhecimento. É incapaz de transcender por si mesmo os limites do mundo concreto. Exprime-se por intermédio da lógica, da dedução, da análise e da comparação. Manipula dados de seus arquivos, mas desconhece o que há além deles. A consciência segue as leis do hemisfério esquerdo do cérebro, que pensa por palavras; é temporal, racional, lógico, digital, linear.

107
H

hinduísmo

Para a religião hindu tudo que existe constitui diversas e inumeráveis partes da divindade. Segundo esta doutrina, o mundo sensível, que nos parece tão real, não passa de pura ilusão e está destinado, inevitavelmente, a desaparecer. Apenas o brahmã – o não cognocível, o inconcebível – é imutável e eterno.

Os hindus têm essencialmente a crença em uma alma individual que reencarna no tempo inúmeras vezes, até que, purificada e livre do fardo do *karma*, é absorvida no divino, no brahmã. O hinduísmo compreende uma numerosa variedade de seitas, porém existe grande tolerância e verdadeira fraternidade entre elas.

hipnose

É um estado de transe, um estado alterado de consciência ou uma forma diferente de estar acordado, em que a atenção se orienta mais intensamente para o interior do que para o exterior. A pessoa tem, durante o transe hipnótico, grande atividade interna sem perder o estado de alerta, isto é, o estado de vigília*.

hipnoterapia

É o uso de técnicas da hipnose** com fins terapêuticos. É empregada no tratamento de patologias psicossomáticas, traumas, fobias e diversos problemas psicológicos, de concentração, de memória, de desenvolvimento intelectual, de regressão de idade, entre outros. É, além disso, uma poderosa ferramenta de desenvolvimento pessoal; permite-nos aumentar a utilização de nossos recursos internos, muitas vezes esquecidos ou ignorados, com recursos práticos em todas as áreas de nossa vida.

holística (o)

Do grego: *holos*, o todo, inteiro, completo. Representa uma resposta evolutiva à crise de fragmentação e dissociação que assola a humanidade. É um modelo que leva em conta a dinâmica do todo e das partes, reconstituindo o diálogo entre ciência, filosofia, arte, tradição e espiritualidade. Estas interagem mediante princípios comuns a todas elas, visando uma qualidade de conhecimento que não é dissociado dos valores do amor e da compaixão.

* Cf. *Hipnoterapia*
** Cf. verbete

hololologia

Consiste no corpo de conhecimentos teóricos de cunho explicativo e/ou descritivo produzido pela ciência, arte, filosofia e tradições, que levam à abordagem holística* do conhecimento.

holopráxis ou holopraxia

Conjunto de métodos que levam à vivência transpessoal e holística*. Tais processos proporcionam experiências inexplicáveis, pois se situam na dimensão humana de transcendência cujo significado escapa à representação na linguagem comum e no raciocínio lógico.

Possibilita o fluir da energia, que se expande às demais dimensões constituintes do ser humano. É um processo de participação e impulsionamento da evolução do indivíduo, provocando mudanças na consciência.

Pode se considerar como holopraxia as diferentes abordagens da meditação, do *yoga*, do zen, do tai-chi, do tantrismo, entre outros.

109
H

homeopatia

A palavra *homeopatia* deriva de duas palavras gregas: *homeo* (semelhante) e *pathos* (sofrimento). É um sistema de tratamento médico baseado no uso de diminutas quantidades de remédios que, em doses maciças, produzem efeitos similares aos da doença a ser tratada.

A homeopatia se baseia na idéia de que quantidades tão pequenas quanto uma molécula por milhão são capazes de estimular mecanismos curativos do corpo. Fundamenta-se no *princípio dos semelhantes* (semelhante cura semelhante), obser-

* Cf. verbete

vado por Samuel Hahnemann, médico alemão do século XIX, considerado *o pai da homeopatia*, após tratar da malária com a casca de uma árvore chamada quina, que também provoca febre. É diferente da alopatia, fundamentada no *princípio dos contrários* (antiinflamatório, antiácido, antidepressivo, antitérmico etc.).

A homeopatia é um sistema científico bem definido, com metodologia de pesquisa própria. Visa encontrar um medicamento que englobe a totalidade das características individuais do paciente, administrando, ao mesmo, uma substância capaz de despertar, nos experimentadores sadios, sintomas semelhantes aos que se desejam combater, estimulando o organismo a reagir contra sua enfermidade.

Torna-se indispensável, para um diagnóstico homeopático, o conhecimento dos sinais e sintomas objetivos e subjetivos do paciente; daí a necessidade de um interrogatório profundo, em que se busca a compreensão da totalidade sintomática característica do indivíduo. Esta se manifesta na forma de ser e reagir frente ao meio e às pessoas que o cercam, a expressão de sua força vital, desde conteúdos imaginários e fantásticos, passando por sonhos, sensações, sentimentos e pensamentos, até características gerais e físicas.

Durante o tratamento homeopático deve se observar o aparecimento de qualquer mudança significativa após a ingestão do medicamento, pois podem ocorrer reações de agravamento, retorno de sintomas antigos, episódios febris e reações de eliminação. Isso indica que o organismo está se empenhando em encontrar o equilíbrio.

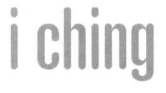

i ching

O *I Ching*, não se apresenta com provas e resultados, não se vangloria de si, nem é de fácil abordagem. Como uma parte da natureza, espera ser descoberto. Não oferece fatos nem poder, porém para os amantes do autoconhecimento, da sabedoria – se estes existem – parece ser o livro indicado.

C.G. Jung

É o livro mais antigo da humanidade. Pode-se dizer que ele contém o texto antes do texto, ou o "arquitexto", porque foi escrito numa época em que não havia escritura na China. É considerado um livro sagrado, pois aquele que sabe fazer a leitura correta é capaz de captar as energias, aprendendo a lidar com as linhas de sua própria vida. Estas refletem todas as situações que se abrem e que se fecham a cada momento.

Sua função oracular é menos importante do que a dinâmica energética contida em seu potencial. O *I Ching* interpreta seu presente, descreve a situação que está acontecendo e recomenda uma maneira de agir. A boa pergunta busca a melhor estratégia de ação. Deve-se saber quando avançar e recuar, reconhecendo a natureza energética do momento.

Nele estão contidos símbolos que representam todas as relações existentes entre o Céu, o Homem e a Terra. Abrangente e profundo em sua abordagem, inclui princípios cósmicos do universo, filosofia, matemática, geometria, astrologia, geografia, geomancia, medicina, música, estratégia militar, artes marciais, arquitetura, política e religião.

Segundo os estudiosos, o *I Ching* é uma maneira de se comunicar com o Eu interior; a relação com o Livro das Mutações crescerá à medida que aumentem a fé e a confiança nas orientações recebidas.

É formado por 64 figuras de seis linhas (hexagramas), compostas de linhas inteiras e linhas interrompidas, superpostas

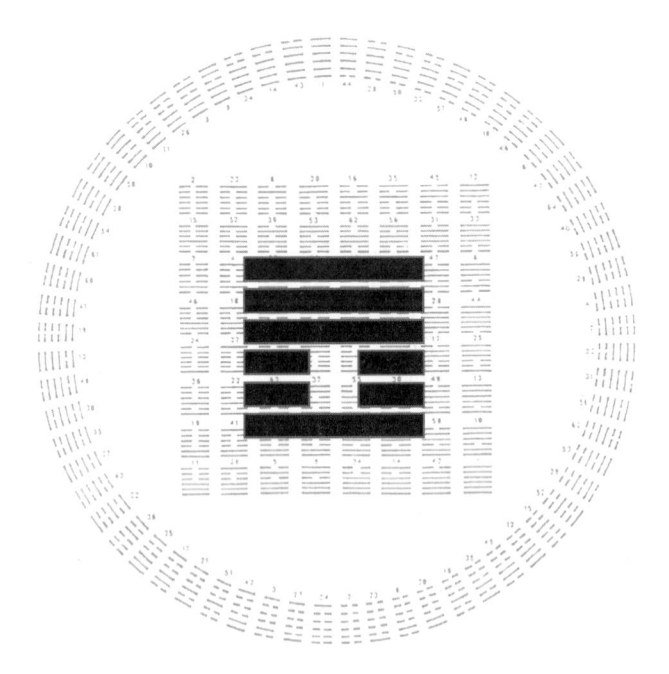

em conjuntos de três linhas (trigramas). Consulta-se jogando varetas ou moedas.

C.G. Jung, no prefácio do *I Ching* traduzido por Richard Wilhelm, comenta: "Aquele que não o aprecia, não precisa usá-lo e aquele que é contra, não é obrigado a considerá-lo verdadeiro. Que o deixem seguir para o mundo em benefício daqueles que sejam capazes de discernir seu significado".

insight

Insight, em inglês, significa percepção, discernimento, visão acurada. É um *flash* de compreensão que interpreta, de maneira dinâmica, precisa, intuitiva e sábia, fatos e processos que estamos vivendo ou assistindo. Em geral se dá em momentos de relaxamento e distração de nossa mente analítica e de nosso intelecto. A ansiedade é o sentimento que mais bloqueia a possibilidade de um *insight*.

instituto esalen

O Dr. Henry Murphy de Salinas, Califórnia, EUA, começou, em 1910, o sonho de promover a saúde. Após pesquisar diversos *spas* na Europa, ele resolveu criar seu próprio. Comprou o *Slate's Hot Springs* (onde hoje reside o Esalen), em Big Sur, Califórnia, e começou as obras que foram concluídas por seu neto Michael Murphy, em 1962, e por Richard Price. Ao contrário da visão de divisão do corpo e mente assumido pela medicina, os dois acreditavam na unidade do ser humano.

Para isso eles fundaram, finalmente, o Esalen (o nome vem da tribo de índios de Esselen, que viveu neste local por mil anos, quando já eram feitos trabalhos corporais). O instituto objetiva a promoção de práticas de meditação, estudo da filosofia e uma nova direção na psicologia, além, é claro, da educação somática (trabalho corporal). Vários pensadores da época foram convidados, dentre eles:

1) Aldous Huxley, Gerald Heard e Alan Watts, que ajudaram a introduzir a filosofia Oriental ao Ocidente e o valor do potencial humano;

2) Abraham Maslow, Carl Rogers e Rollo May, pioneiros em psicologia humanística;

3) Arnold Toynbee, Paul Tillich, Lancelot White e outros que acreditavam que a vida moderna precisava de novas perspectivas no sentido de proposta de vida;

4) Fritz Pearls, Will Schutz e outros pioneiros da psicoterapia;

5) Ida Rolf, Milton Traeger, Moshe Feldenkrais, Alexander Lowen, John Pierrakos, Charlotte Selver, que, com outros inovadores do trabalho corporal, ajudaram a criar a massagem de Esalen.

intuição

É o conhecimento superior, real e objetivo; espécie de visão direta com os olhos da alma, em virtude da qual o homem adquire, por experiência própria, a percepção ou conhecimento claro, íntimo e instantâneo de uma idéia ou verdade sem o auxílio da razão. A intuição corresponde às faculdades da mente superior e é o guia infalível do vidente.

iridologia

A iridologia começou de fato há duzentos anos, na Hungria, quando um menino chamado Ignatz von Peczely quebrou acidentalmente a pata de uma coruja. Ele notou que naquele exato momento aparecia, no olho do animal, uma lesão – ou mancha – justamente no ponto correspondente ao número seis do relógio. O futuro médico cuidou da ave e constatou que, à medida que a fratura se consolidava, o sinal da íris se modificava até tornar-se uma lesão puntiforme, quando ocorreu a cura total. Von Peczely, ao tornar-se médico, notou que o mesmo acontecia nos seres humanos. A uma alteração física

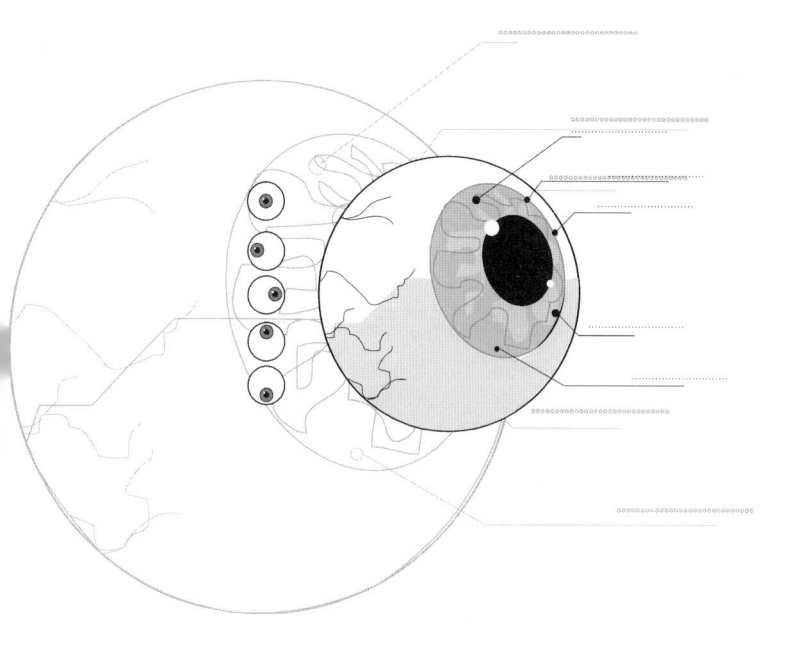

nos diferentes órgãos, ocorria uma lesão correspondente na íris. Assim ele elaborou um dos primeiros mapas em que cada órgão tem sua representação na íris.

A iridologia é uma ciência fundamentada na observação, descrição e comprovação de fatos demonstrados no exame iridológico. Pelas mudanças ocorridas nas fibras das íris, esse exame dá uma idéia da constituição do indivíduo, suas debilidades hereditárias e as mudanças que estão se processando no organismo. É possível fazer, a partir daí, uma profilaxia orgânica e mental do paciente, precisar os órgãos afetados e tratá-los.

isostretching

Técnica desenvolvida, há mais de trinta anos, por Bernard Redondo. Foi apresentada em sua obra *Gymnastique d'equilibre*, que é praticada no Brasil desde 1994. É uma técnica de higiene e de manutenção corporal, que age tanto sobre patologias crônicas da coluna vertebral, quanto na forma física em geral.

Também realiza, desse modo, um trabalho preventivo. Sua ação principal se dá através do fortalecimento da musculatura profunda; da flexibilidade muscular; da mobilidade articular; do controle respiratório e da concentração mental. O *isostretching* trabalha a postura de forma global, melhorando particularmente a musculatura profunda, reduzindo a rigidez, facilitando o movimento, corrigindo, mantendo e desenvolvendo a percepção corporal das posições corretas da coluna vertebral e aumentando a capacidade respiratória. À partir da postura escolhida, o trabalho será executado pelas reações dos músculos agonistas e antagonistas, pelos alongamentos e contrações, pela ereção da coluna e mobilização da bacia pela rotação e contra-rotação. Será também um treinamento físico e uma aprendizagem postural, de onde vem o interesse nas dores crônicas e também em toda atividade esportiva. Esta técnica se adapta a todas as idades e a todas as capacidades físicas, porque as forças da contração isométrica ou de alongamento serão controladas e restituídas em função da potência muscular de cada um.

jejum

É a abstinência parcial ou total de alimentação. Tem sido praticado por muitos povos e muitas religiões desde a Antiguidade. Já era utilizado por Hipócrates na Grécia. Seu uso medicinal, chamado jejum terapêutico, é como realizar uma faxina no organismo. É um método indicado para manter o sistema digestivo limpo, aumentar a imunidade, diminuir a pressão arterial, melhorar a acuidade mental e estimular a autocura de várias doenças. O jejum pode ser feito somente à base de água, com sucos de frutas, com fruta ou incluindo sopas de legumes.

jin shin jyutsu

É um saber milenar oriental também conhecido como "a arte do Criador através da pessoa consciente" ou "a Arte de viver na respiração agora". Trata-se de uma prática simples que leva à harmonização do ser humano por meio do envolver de dedos, da respiração e do toque em seqüência combinada em alguns dos 26 pontos chaves localizados em cada lado do corpo nos quais a energia vital se acumula. Essa técnica traz vitalidade, amplia o nível de consciência e atua com surpreendentes resultados nos processos de recuperação e de preservação do equilíbrio emocional e da saúde, ou seja, tem ação preventiva, curativa e cumulativa. A prática dessa arte oriental é extremamente benéfica na dissolução de tensões, eliminação do estresse, da ansiedade, das preocupações, dos medos, das raivas, das tristezas e de outros males da vida moderna.

johrei

Johrei, em japonês, significa *purificação do espírito*. É um método de canalização da Luz de Deus, ou infinita energia vital do universo, pela imposição das mãos, para o aperfeiçoamento espiritual e físico do ser humano. Restaura sua condição inicial de verdadeira saúde, prosperidade, paz e nobreza de sentimentos.

O *johrei* foi transmitido e ensinado, desde o início do século XX, pelo mestre Mokiti Okada, fundador da doutrina messiânica, chamado por seus seguidores de Meishu-Sama, ou Senhor da Luz. A difusão do *johrei*, o desenvolvimento da agricultura natural e a divulgação do Belo são práticas básicas da filosofia Mokiti Okada.

Para se compreender o princípio do *johrei*, torna-se indispensável saber que todas as coisas do universo são constituídas não apenas da parte material, mas também de uma parte espiritual, invisível aos nossos olhos. Existe uma relação inseparável entre o espírito e o corpo. Quando o *johrei* alcança seu objetivo, que é eliminar as *máculas espirituais*, consegue fazer desaparecer as doenças físicas, por elas causadas.

Johrei elimina as impurezas impregnadas no ser humano, revitalizando sua força natural de recuperação, também chamada de *força curativa natural*.

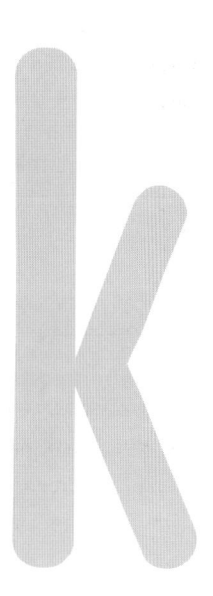

karma

Karma significa, em sânscrito, *ação*. É uma lei de causa e efeito, de ação e reação que vibra nos níveis físico e metafísico. O *karma* funciona como um mecanismo autoregulador da própria evolução. Cada ação que nós realizamos na vida, cada pensamento, reflexão ou idéia que nós temos produz uma reação que retorna a quem a gerou. O ser humano está sempre gerando *karma* segundo suas atitudes, desejos e aspirações. Dependendo do nível de ética que a pessoa teve, nas atitudes e intenções passadas, de outras vidas inclusive, isso vai, de certa maneira, determinar o seu tipo de vida futura – e isso é o *karma*. Na Bíblia, essa lei de causa e efeito é descrita na frase: "O homem colhe o que semeia".

kum nye

É um sistema holístico que vitaliza o corpo, a mente e os sentidos, por meio de exercícios de respiração, automassagem, movimento e visualização. É um método simples de abrir nossos sentidos às sensações interiores de satisfação e realização. À medida que essas sensações se expandem, desenvolve-se uma compreensão da unidade de toda experiência e a vida diária assume uma qualidade vital equilibrada.

A tradição escrita do *kum nye* está contida em textos médicos tibetanos, bem como nos antigos textos *vinaya* do budismo, que focalizam o viver de acordo com leis físicas e universais. O *kum nye* faz parte, portanto, da linhagem de teorias e práticas espirituais e médicas que ligam a medicina tibetana às medicinas indiana e chinesa.

Essa linhagem deu origem a um sem número de disciplinas, incluindo o *yoga* e a acupuntura; forma também as raízes de muitas das mais recentes disciplinas que dizem respeito ao corpo e à mente. O *kum nye* atual foi adaptado e sistematizado por Tarthang Tulku.

kundalini

É uma energia espiritual, suave e maternal. Está adormecida no osso sacro, ou região sacra, na base da coluna vertebral. É a grande força magnética, o princípio universal de vida que existe latente em toda matéria; é a vida que flui através dos centros vitais ou *chakras**. É uma importante energia correlacionada à evolução humana. Também é chamada de *poder ígneo* ou *fogo serpentino*.

A auto-realização, ou despertar da *kundalini*, tem sido, por séculos, a principal meta da maioria das religiões e tradi-

* Cf. verbete

121

K

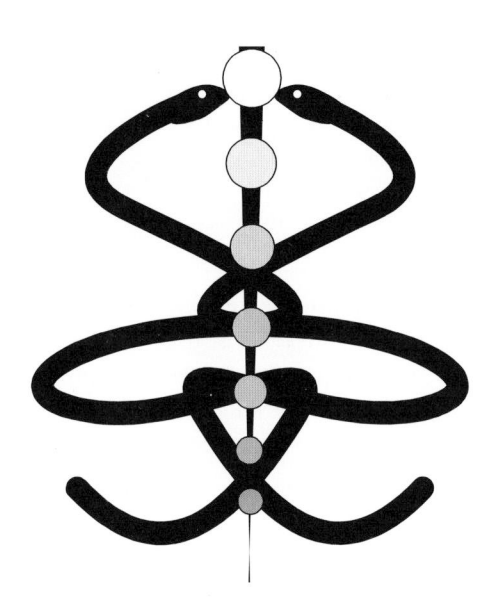

ções espirituais de todo o mundo. Existem muitas energias dentro e em torno de nosso corpo, realizando diferentes funções; entre elas, a *kundalini*, a mais sutil. Uma vez despertada, ela começa espontaneamente a cuidar de todas as demais bioenergias.

A *kundalini* encontra-se onde os três nadis* se unem, simbolizando uma serpente enroscada dentro do *chakra* da raiz (Muladhara)*. Essa força deve ascender através dos nadis, passando por todos os *chakras*, reavivando-os até alcançar o *chakra* da Coroa*, no alto da cabeça. Assim o indivíduo alcançaria a meta suprema da iluminação. Pode-se dizer que a *kundalini* ascende de acordo com os méritos do coração.

* Cf. verbete

livre arbítrio

Capacidade de o ser humano escolher seu próprio destino, eleger por si próprio a ação a praticar e determinar-se a si mesmo.

longevidade

Todo o segredo da longevidade consiste em fazer com que o corpo etéreo* atraia para si o princípio vital (prâna**) e o

* Cf. verbete *Corpos*
** Cf. verbete

assimile devidamente. Um dos fatores que, em primeiro lugar, contribuem para o prolongamento da vida é a força de vontade. Como regra geral, morremos apenas quando nossa vontade deixa de ser bastante forte para nos fazer viver. Este é o objetivo dos diversos procedimentos de disciplina pessoal, tais como jejum*, austeridade, meditação*, entre outros. Numerosos monumentos egípcios nos mostram que o limite extremo de uma velhice sã e vigorosa é cento e dez anos, desde o tempo de Moisés. Segundo Jairo Mancilha e Luiz Alberto Py, os "Dez mandamentos da longevidade" são:

1) Tenha uma atitude positiva na vida e em relação à idade. Não considere sua idade uma limitação;

2) Conheça e utilize bem seu potencial genético. Tire vantagens de seus genes, não os frustre;

3) Mexa-se; seu corpo precisa de exercícios;

4) Use seu cérebro: crie novos desafios. Mantenha sua mente em funcionamento, com novas e diferentes atividades;

5) Tenha uma alimentação saudável: enfatize frutas e vegetais na alimentação;

6) Livre-se do estresse: aprenda a lidar com ele. Aprenda a relaxar e a viver em paz. Bom humor, meditação, tai-chi, *yoga*, exercícios, dança, contato com a natureza e otimismo;

7) Eleve-se fazendo algo de bom para os outros;

8) Nunca se aposente. Não abra mão de seus sonhos;

9) Mantenha viva sua espiritualidade: a conexão com o espiritual faz parte da essência humana;

10) Aprenda a perdoarm e a ser tolerante com o próximo. Abra seu coração para o amor, para as pessoas e para a vida.

* Cf. verbetes

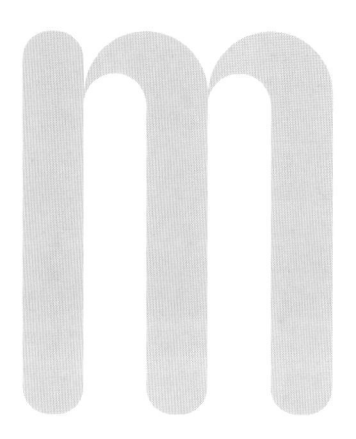

macrobiótica

A palavra vem do grego *macros* (grande) e *bios* (vida); significa, então, *vida longa* ou *vida perfeita*. Origina-se de antigas artes curativas dos povos orientais. Sábios e mestres utilizavam essa alimentação para a manutenção da saúde e do equilíbrio em geral, que é considerado a base para a ascensão da consciência.

A dieta macrobiótica é uma aplicação biológica e fisiológica da filosofia e medicina orientais. Por se basear nas leis naturais que regem o universo, ela é inerente ao homem e à natureza; está patente em todos os fenômenos circundantes.

É uma forma de vida em que as pessoas aprendem a estar em harmonia e equilíbrio com o meio circundante. Não é simplesmente um regime alimentar, mas uma abordagem flexível que difere de acordo com o clima, idade, sexo, atividade, condições de saúde, estilos de vida. Segundo a medicina chinesa, a causa das doenças está no desequilíbrio *yin/yang* do organismo. A macrobiótica é um sistema alimentar que harmoniza essas forças energéticas no homem, fundamentada na filosofia do Princípio Único e na ordem do universo; sua base alimentar é o consumo de cereais integrais, legumes e frutas frescas.

O japonês Georges Ohsawa foi responsável pela difusão da macrobiótica pelo mundo inteiro e o principal codificador dos antigos métodos alimentares fundamentados na doutrina do *yin/yang**. Seu interesse pelo assunto surgiu após a Segunda Guerra Mundial, quando, acometido por uma doença incurável para a medicina de sua época, foi cuidado por uma tia adepta dos métodos tradicionais de alimentação e recuperou-se por completo, obtendo uma cura surpreendente. A partir de então sua vida foi inteiramente dedicada aos estudos dos antigos sistemas alimentares. Criou o termo macrobiótica apenas para designar a ciência milenar, sem nome, da alimentação dialética. Ohsawa foi um dos primeiros estudiosos a chamar a atenção do mundo para os perigos da alimentação moderna, para os efeitos maléficos do açúcar branco, do álcool, dos agrotóxicos, dos aditivos (aromatizantes, corantes, conservantes sintéticos etc.) e das carnes em conserva.

magia

Magia vem do termo latino *magicus* e do grego *mageia*. A origem dessas palavras vem do persa *magi*, que quer dizer, literalmente, *sabedoria* ou *conhecimento*. Mago é aquele que sabe. A verdadeira magia está na transformação interna do homem.

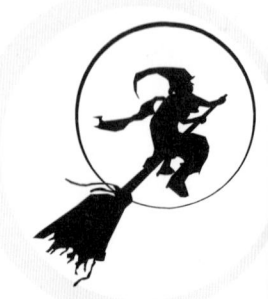

* Cf. verbete

É a ciência que permite a comunicação do homem com potências supranaturais e lhe concede o poder de dirigi-las, bem como de exercer domínio sobre esferas de vidas inferiores.

maha lila

É o jogo sagrado da sabedoria através dos dados. Nasceu na Índia védica e foi criado pelos sábios rishis (reis santos da Índia) com intuito de deixarem um conhecimento intacto e perfeito que pudesse atravessar os milênios sem macular-se.

Através de um tabuleiro composto de 72 etapas, o jogo se desenvolve lançando-se um dado que indica o caminho a seguir entre espadas (ascensão) e serpentes (quedas). Assim o jogador vai andando de dimensão em dimensão de sua consciência, conhecendo a si próprio como um todo, formado por todas essas dimensões. Muitas vezes o jogador fica perplexo com a veracidade das afirmações feitas a seu respeito. Mesmo participando de um jogo coletivo, a experiência é individual.

Quando, durante o jogo, o participante atinge níveis superiores de sua consciência através dos vários *insights** é que se torna possível a manifestação da sincronicidade*, que assim passa a se apresentar várias vezes, seguida e ininterruptamente, fazendo sentir a cada jogador sua presença consciente, sábia, invisível e eterna. Forma-se um campo de meditação e silêncio, o jogo vai se desenrolando, canalizado por facilitadores, que também cantam mantras, contam estórias, tocam tamboora (instrumento milenar indiano). Isso gera um ambiente de serenidade propício à meditação.

mantra

Mantra significa, em sânscrito, instrumento para conduzir o pensamento; no tantrismo, fórmula que tem o poder de materializar a divindade invocada. Nos sistemas hindus diz-se que

* Cf. verbete

os mantras são sons primordiais que possuem poder em e por si mesmos. Segundo os tibetanos, o mantra é uma proteção mental, uma série de sílabas místicas que invocam a energia de um Buda. Mantras são vibrações sonoras de perfeita harmonia com freqüências melodiosas circulares e repetíveis.

Os mantras nem sempre têm um significado claro; eles, mesmo assim, são efetivos, pois ajudam a manter a mente quieta e pacífica, integrando-a automaticamente na concentração. Fazem a mente ser receptiva às vibrações muito sutis e, conseqüentemente, aumentam sua percepção. Sua recitação erradica as negatividades grosseiras e a verdadeira natureza das coisas pode ser refletida.

massagem de esalen

Criada nos anos 60, no Instituto Esalen, foi aperfeiçoada até 1982. Integra os trabalhos de Molly Shackman, Charlotte Selver e Bernard Gunther. Incorpora idéias de trabalhos corporais de profissionais como Ida Rolf (*Rolfing*), Milton Traeger (*Traeger Points*), Moshe Feldenkrais (método Feldenkrais) e outros que formaram o que veio a se chamar massagem de Esalen.

É uma massagem composta de longos e abrangentes movimentos que combinam a técnica sueca com a sutileza das práticas orientais – movimentos parecidos com tai chi chuan, que variam de firmes a suaves, e a precisão do *shiatsu*. É designado para o rejuvenescimento do corpo e do espírito, através de um profundo relaxamento. Ela mistura alongamento, pressão em pontos específicos, trabalho muscular, conscientização corporal e equilíbrio energético. Alcança assim o equilíbrio entre o aspecto científico e o intuitivo, a união do Ocidente com o Oriente. Trabalha eficazmente em níveis distintos e inter-relacionados:

1) NÍVEL FÍSICO – tocar e diferenciar pele, músculos, ossos e tecidos conjuntivos para estimular reações fisiológicas curativas;
2) NÍVEL EMOCIONAL – tocando o corpo de uma pessoa com sensibilidade tocam-se as camadas do emocional;

3) NÍVEL MENTAL – movimenta-se com maior qualidade a energia vital em si mesma e no cliente pela intencionalidade;

4) NÍVEL DA ENERGIA SUTIL – combinar competência e sensibilidade como suporte da arte da intuição como força criativa e integradora de todos os níveis.

massagem dos tecidos profundos (*deep tissue*)

Técnica de massagem que tem como objetivo detectar e tratar tensões crônicas nos músculos mais profundos. Usa movimentos lentos, pressão direta e fricção. Tem como princípio básico melhorar a circulação do sangue, reduzir a dor e libertar a tensão para que o corpo recupere sua integridade e equilíbrio neuromuscular.

massagem espiritual

Técnica terapêutica holística de autocura e auto conhecimento que promove o equilíbrio energético nos níveis físico, emocional, mental e espiritual. É uma terapia profunda que, através de toques sutis e de força de intenção, utiliza a consciência do terapeuta, a energia da Terra e a energia cósmica relacionadas ao paciente. Cria, desse modo, um campo energético seguro e acolhedor que propicia a liberação de padrões de pensamentos, dores e traumas, limpando, harmonizando e recarregando os vários corpos.

Os terapeutas de massagem espiritual acreditam que cada indivíduo traz dentro de si o potencial de cura para todas as suas dores e sofrimentos: o maior especialista sobre cada pessoa é a própria pessoa. Segundo eles, todos os registros que importam estão impressos no corpo físico e energético. Através desta massagem, o indivíduo consegue um contato íntimo consigo mesmo, promovendo o encontro de sua essência com o Divino. A massagem espiritual chegou até nós através de um mestre da China Antiga, chamado Chung-In-Lang, canalizado pelo psicólogo sensitivo Luis Gasparetto no Instituto de Esalen, na Califórnia, em 1980.

massagem sueca

Foi sistematizada pelo sueco Per Henrik Ling, que captou e aprimorou técnicas antigas para criar essa massagem. Hoje é conhecida como a massagem ocidental tradicional. É uma massagem muito eficaz, pois, ao se massagear um músculo, atua-se também, por ação reflexa, sobre o órgão ou víscera correspondente. Auxilia, desse modo, a cura de qualquer mal que possa acometê-los, desde que não provenha de uma lesão irreversível nos tecidos. É de ação purificante: auxilia o sangue venoso em seu retorno ao coração; irriga tecidos e dilata os vasos; renova células epiteliais; relaxa músculos, eliminando tensões musculares; tem ação direta sobre o sistema nervoso; atua sobre o metabolismo; e é de ação comprovada na liberação de bloqueios psíquicos manifestados a nível muscular.

massagem tailandesa
(ou *nuad bo rarn*)

É a massagem tradicional da Tailândia, onde é praticada há cerca de dois mil e quinhentos anos, originalmente por monges nos templos budistas. A técnica consiste, sobretudo, em pressionar pontos específicos ao longo das linhas energéticas (meridianos*) e em movimentos de *stretching*. O *stretching* da massagem tailandesa assemelha-se bastante às posturas do *yoga*. Estes estiramentos aumentam a flexibilidade, reduzem tensões profundas e superficiais, e ajudam a regular funções do organismo.

* Cf. verbetes

massoterapia

Massoterapia é a contração da expressão "massagem terapêutica"; refere-se à utilização de técnicas de terapia corporal orientais e ocidentais. Consiste num conjunto de movimentos (manobras) mecânicos executados com lógica para fins terapêuticos. É um termo genérico que abrange todos os tipos de tratamento por meio de massagens.

maya (mâyâ)

Em sânscrito significa *ilusão*. Essa ilusão nos identifica com o mutável, perecível, temporal. É a energia material; poder cósmico que torna possível a existência e a percepção da mesma. Segundo a filosofia hindu, apenas aquilo que é imutável e eterno merece o nome de realidade. Tudo aquilo que está sujeito a transformações – e que, portanto, tem princípio e fim – é considerado como *maya*. Segundo a filosofia dos Vedas*, todo o universo visível é apenas uma grande ilusão. O espírito, por ser eterno e imutável, é a única realidade. Deus é real e o resto, *maya*.

medicina holística

Considera o homem como um ser em interação constante com outros campos energéticos e não como uma máquina isolada e autônoma, onde o médico não é uma autoridade neutra, mas um amigo que estabelece uma relação de confiança e de amor. Ele considera o doente como agente capaz de restabelecer seu próprio equilíbrio.

A medicina holística procura tratar causas e não apenas sintomas. Corpo e espírito formam um conjunto com o meio; a doença é vista como resultado de uma falta de harmonia entre esses três fatores. A dor é um sinal de alarme desta falta

* Cf. verbete

de harmonia. A forma de tratamento depende de cada caso, de acordo com a terapia e o terapeuta em questão.

medicina ortomolecular

A terapia ortomolecular teve seu começo na década de 50, quando alguns psiquiatras adicionaram altas doses de nutrientes nos tratamentos de graves problemas mentais. A substância adicionada era a vitamina B3 (ácido nicotínico ou nicotinamida); a terapia era denominada "terapia de megavitamina". O conceito ortomolecular (*orto* = certo, *molecular* = moléculas) foi sugerido em 1968 por Linus Pauling, que indicava o uso de megadoses de vitamina C ao tratamento do câncer. Esta terapia está regulamentada pelo Conselho Federal de Medicina na resolução de 1500/98, nos vários artigos que visam a discipliná-la. Ela propõe, nas doenças físicas e mentais, corrigir deficiências nutricionais e hormonais com doses de vitaminas, minerais, antioxidantes, hormônios naturais, dietas e exercícios.

medicina tradicional chinesa

Complexo sistema teórico tradicional chinês. Encaixam nela a fisiologia e a patologia do corpo humano e que tem como partes integrantes o *yin* e o *yang*. Nesse sistema o corpo humano é comparado em analogia aos cinco elementos do macrocosmo externo: madeira, fogo, terra, água e metal. O fígado, por exemplo, é análogo à madeira, ao verde, ao tendão, aos olhos, ao vento, ao ácido; tem sua função de drenagem centrífuga do que é nele metabolizado comparado ao movimento de crescimento centrífugo do galho de uma árvore...

A Medicina Tradicional Chinesa compreende:

1) A acupuntura*;

* Cf. verbete

2) A medicina herbática, que pode usar tanto medicamentos em forma de comprimidos como em forma de chá. Cada formulação tem pelo menos uns dez componentes. Cada um desses componentes visa um determinado aspecto da doença, pois esta é vista sempre sob vários aspectos;

3) A massagem, que visa tratar doenças, pode ser feita tanto para estimular como para sedar diferentes disfunções orgânicas, para patologias por excesso ou insuficiência de causas tanto externas quanto internas ao organismo.

meditação

Poderia ser definida como *retorno a si mesmo*. Consiste em sentar-se e não fazer nada, esvaziar a mente, estar completamente relaxado e, ao mesmo tempo, atento. Estar presente no aqui e agora. Meditar é simplesmente encontrar nossa verdadeira natureza.

É um conjunto de condições imaginadas por sábios da humanidade para facilitar a realização e a iluminação. A mente foi comparada, por muitos mestres de meditação, a um macaco louco que pula de galho em galho nos levando a todo tipo de pensamentos e emoções; por isso, a prática regular da me-

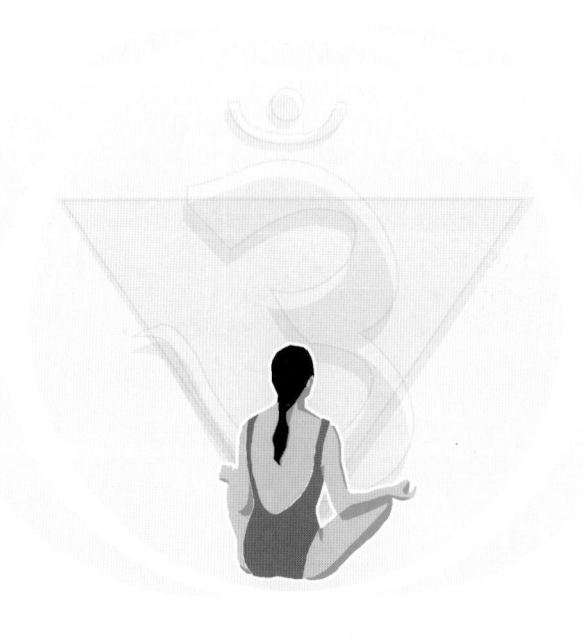

ditação tem diversos efeitos benéficos, como a redução do nível de estresse e da ansiedade, bem como uma visão mais objetiva e clara do mundo, fazendo com que as ilusões se desfaçam e o meditante se sinta mais vigoroso e alegre conseguindo lidar com seus problemas de maneira mais eficiente. Há também o progresso espiritual. Consegue-se, com o tempo, habilidade de entrar em estado meditativo e em estado de *samadhi* (êxtase). Nesse estado, há uma gradual aproximação da pessoa com seu centro espiritual.

Existem diversas técnicas de meditação. A maior parte delas se utiliza da respiração consciente, que é a percepção da sua própria respiração e a utilização dela como condutora da prática e da concentração. É recomendado meditar com regularidade.

meditação transcendental (mt)

O programa de Meditação Transcendental, fundado por Maharishi Mahesh Yogi, não é uma filosofia nem uma religião; também não requer mudanças no estilo de vida. Não exige concentração ou contemplação, nem qualquer controle, físico ou mental. Durante a prática a pessoa fica sentada confortavelmente de olhos fechados e não faz nenhum esforço, pois a técnica se baseia apenas em tendências naturais da mente. A atenção do meditante é conduzida a níveis cada vez mais profundos do pensamento, até chegar à sua fonte – o campo da inteligência criativa em que a mente se sente plena, livre de limitações e revitalizada.

A prática regular da técnica da M.T., de 15 a vinte minutos, duas vezes ao dia, produz bem mais do que um simples repouso: reduz a ansiedade e as doenças de fundo nervoso, aumenta a criatividade, ordena os pensamentos, promove um relacionamento mais harmonioso e desenvolve um estado de plenitude interior. Estes resultados, se tomados em conjunto, constituem uma descrição do desenvolvimento da consciência humana até o estado de iluminação.

meditação vipassana

A palavra *vipassana* é composta de duas partes: *vi*, que significa *de várias maneiras*, e *passana*, que significa *ver*. Esta meditação ensina a estar no momento presente e viver o aqui e o agora. Ajuda-nos a entender corretamente a natureza dos fenômenos psico-químicos que acontecem em nosso corpo, bem como a ficar consciente de tudo o que vem ou acontece conosco. Só o presente momento é importante. Tudo o que vem nele através das portas dos seus sentidos (olhos, ouvidos, nariz, língua, corpo e mente) é para ser notado, assistido, observado como objeto de conscientização. A meditação *vipassana* desenvolve o nível de consciência a tal ponto que permite ver as coisas como elas são verdadeiramente. Com isso, você torna-se capaz de perceber, com clareza, a natureza verdadeira de seu corpo, de sua mente e de fenômenos físicos e mentais dos quais é composto.

mediunidade

Faculdade que está latente em todos os indivíduos. Pode apresentar-se ou manifestar-se de vários modos: depende do estágio moral de cada médium, que é o intermediário entre o plano físico e o plano espiritual, ou seja, serve de mediador entre encarnados e desencarnados (espíritos); pode também ser quem recebe influência, inspiração, conselho ou ensinamento de entidades espirituais, até, às vezes, sem o perceber.

médium

São pessoas com capacidades paranormais tremendamente desenvolvidas: podem entrar em transe e comunicar-se com os espíritos dos mortos, em sessões espíritas. Chico Xavier (1910-2002) é considerado o maior médium desde Allan Kardec (1804-1869).

meridianos

São canais invisíveis por onde flui o chi*, a energia ou força vital, que impulsionam todas as células do corpo. Existem 12 meridianos principais: seis são *yin** e seis são *yang**, e vários outros menores que formam uma rede de canais de energia através do corpo. Cada meridiano se relaciona com um órgão ou função de quem recebe o nome. Os principais são: pulmões, rins, vesícula biliar, estômago, baço, coração, intestino

Tabela de distribuição e denominação dos 12 meridianos principais				
	Meridianos *yin* (Órgão pertencente)	Meridianos *yang* (Víscera pertencente)	Trajeto e localização Meridianos *yin* seguem pela face medial / Meridianos *yang* seguem pela face lateral	
M	Meridiano do pulmão *tai yin*	Meridiano do intestino grosso *yang ming*	Membro Superior	Região anterior
ã	Meridiano da circulação e da sexualidade – *jue yin*	Meridiano do triplo aquecedor *shao yang*		Região média
o	Meridiano do coração *shao yin*	Meridiano do i. delgado *tai yang*		Região posterior
P	Meridiano do baço *tai yin*	Meridiano do estômago *yang ming*	Membro Inferior	Região anterior
é	Meridiano do fígado *jue yin*	Meridiano da vesícula biliar *shao yang*		Região média
	Meridiano do rim *shao yin*	Meridiano da bexiga *tai yang*		Região posterior

* Cf. verbetes

delgado, intestino grosso, bexiga, triplo aquecedor e pericárdio. Situam-se, ao longo desses meridianos, 365 pontos principais de acupuntura. Quando o chi flui livremente pelo meridiano, o corpo está equilibrado e saudável, mas se a energia encontra-se bloqueada, estagnada ou enfraquecida, pode resultar numa deficiente saúde física, mental ou emocional.

método do ferenczi

Método psicoterápico criado por Sandor Ferenczi (1873-1933), médico psiquiatra e psicanalista húngaro. Foi ligado a Freud e um dos maiores colaboradores para o desenvolvimento da psicanálise fora da Áustria. A partir de divergências com Freud, desenvolveu trabalhos que, no plano técnico, deram suas contribuições mais originais. Suas pesquisas objetivaram, no plano teórico, constituir uma nova ciência, a bioanálise, que é uma extensão da teoria psicanalítica à área da biologia, ou à psicanálise das origens, segundo a qual a existência intra-uterina seria a repetição de formas anteriores de vida. O nascimento seria a perda do estado originário, a que todos os seres vivos aspiram retornar. Diferente de Freud, Ferenczi interessou-se, ao longo de toda sua obra, pela hipnose, porém sem utilizá-la para realizar curas psíquicas. Abriu também o caminho para uma abordagem mais atenta das relações primárias da mãe com o filho, desenvolvida depois por Alice e Michael Balint.

movimento autêntico

Mary Whitehouse (dançarina e analista junguiana) criou o método originalmente denominado "Movimento em profundidade", com raízes na dança, estudos junguianos e em seu trabalho pioneiro em dança terapia (1950). Baseando-se no conceito junguiano da imaginação ativa, Mary Whitehouse observou o conteúdo simbólico no ato físico. Movimento autêntico é um método de autoconhecimento direto, em que o indivíduo tem a oportunidade de descobrir e vivenciar um caminho em/de movimento entre o consciente e o inconsciente. Movimento autêntico explora a relação entre a pessoa que Move (*Mover*) e a pessoa que Testemunha (*Witness*). Explora a relação de ver e ser visto. No processo de ser visto pelo Outro, a pessoa começa a Se ver. Um terceiro componente surge nessa relação, a Testemunha Interna (*Internal Witness*): ver o outro como ele é, me ver como sou. Movimento autêntico se baseia na psicologia de desenvolvimento, epistemologia somática, pensamento junguiano, etnologia da dança e estudos místicos.

Janet Adler é a pessoa que vem desenvolvendo o método do movimento autêntico a partir de seu contato com Mary Whitehouse. Foi através de Janet Adler que o trabalho adquiriu o nome que tem hoje. Ela também desenvolveu uma maneira única, particular, de compartilhar verbalmente experiências vividas pela pessoa que Move e pela pessoa que Testemunha. Cada um reconhece e fala de sua própria experiência, estendendo à palavra a prática da não transferência, da não projeção. Das artes à meditação, do psicológico ao místico, da experiência pessoal à experiência coletiva, movimento autêntico tem sido praticado em diversas áreas, conectando diferentes dimensões do "ser" humano.

moxa (moxabustão)

Provém da palavra japonesa *mokusa*, que significa *queimar ervas*, reforça o calor para o ponto em questão. São utilizadas em muitos pontos de acupuntura para aquecer e estimular a energia em pacientes com resfriado ou problemas devido à umidade ou apenas para reforçar o tratamento. Há três formas de utilizar a *moxa*, composta por artemísia seca: na ponta de uma agulha, com a forma de um pequeno cone ou em um palito ou rolo.

musicoterapia

É a utilização da música e/ou de seus elementos (som, ritmo, melodia e harmonia) em um paciente ou grupo, num processo para facilitar e promover a comunicação, relação, aprendizagem, mobilização, expressão, organização e outros objetivos terapêuticos relevantes, no sentido de alcançar necessidades físicas, emocionais, mentais, sociais e cognitivas.

A musicoterapia objetiva desenvolver potenciais e/ou restabelecer funções no indivíduo para que ele possa alcançar uma melhor integração pessoal e, em conseqüência, melhor qualidade de vida. Trabalha não só com a música estruturada, mas também com sons, movimentos, ruídos, organizados ou não.

Não tem nenhuma contra indicação e pode ser aplicada, por um profissional qualificado, em crianças, adultos, portadores de transtornos mentais, de linguagem, de movimento, desordens psiquiátricas, traumatismos, geriatria, gestantes e bebês.

nadis

Os nadis são canais energéticos invisíveis para o fluxo de for-ças psíquicas que compõem o sistema energético (com os cor-pos sutis ou corpos energéticos e os *chakras**). São condutos sutis do corpo sutil por onde a energia vital circula.

Os nadis constituem, na filosofia hindu, uma complexa e muito extensa rede de energias fluídicas; um sistema interno intangível, paralelamente ao dos nervos corpóreos, é a exteriorização de um conjunto interno de energias. Não exis-

* Cf. verbetes *Corpos* e *Chakras*

te, entretanto, nenhuma tradução para a antiga palavra nadis, porque a existência deste sistema subjetivo ainda não foi reconhecido pelo Ocidente, onde prevalece o conceito materialista dos nervos. Existe uma relação entre os nadis e os nervos, conjuntamente com os *chakras* da coluna vertebral. Os principais nadis são três:

1) SUSHUMNA – Nadi central, que passa pelo centro da coluna vertebral desde o *chakra* da coroa ao *chakra* da base. Giram, em torno dele, outros dois canais. Dentro do *sushumna*, a força vital torna-se muito poderosa quando as forças do ida e do pingala estão equilibradas. Quando a energia *kundalini** é despertada pelo canal *sushumna* passa por todos os *chakras*, até ao *sahasrara*, ou *chakra* da coroa;

2) IDA – Vai do cóccix à narina esquerda. Veículo da energia lunar (calmante e refrescante). É feminino e canal da energia físico-emocional. Quando a energia flui ao longo do ida, somos mais conscientes de nosso corpo físico. Não estamos no mundo do pensamento, mas do sentimento. Sentimos intensamente as emoções fortes;

3) PINGALA – Vai do cóccix até à narina direita. Veículo da energia solar. É masculino e canal da energia intelectual-mental. Quando a energia flui ao longo do pingala, estamos cientes da mente. Fazemos mais perguntas. Temos muita vontade de falar. Tendemos a argumentar e a raciocinar.

Os três nadis se unem onde se encontra a *kundalini*, no *chakra* raiz ou básico. A farmacologia utiliza esse símbolo como fruto da inteligência.

naturopatia

A humanidade, desde os primórdios da civilização, descobriu a eficácia dos elementos naturais – sol, água, ar – e dos alimentos como a melhor terapia contra todos os males e como

* Cf. verbete

recursos simples, mas poderosos, na recuperação ou melhora das funções orgânicas. Hipócrates utilizava amplamente a água (banhos, compressas), a argila medicinal (cataplasmas), as ervas medicinais. Com relação aos alimentos, disse: "Que teu remédio seja teu alimento". Com o advento da ciência moderna e a descoberta de vacinas, antibióticos e cirurgias, o uso das terapias naturais entrou em declínio, mas, atualmente, devido à consciência holística, tem havido um retorno à naturopatia.

A naturopatia não é apenas uma terapia, mas uma ciência e uma filosofia de vida. Esse sistema se baseia no fato de o corpo poder curar a si mesmo, quando livre de toxinas que se acumulam devido aos maus hábitos adquiridos durante a vida. Estimulando as defesas naturais do corpo, a naturopatia busca alcançar harmonia e manter, ou restabelecer, o equilíbrio das funções orgânicas, com desintoxicação e vitalização, através dos agentes naturais: alimentos, ervas medicinais, água, sol, argila e outros.

As recomendações para os tratamentos podem incluir algumas práticas isoladas ou combinadas entre si, como: homeopatia*, fitoterapia*, dieta orgânica, hidroterapia, dieta de desintoxicação, fisioterapia e massagens, e, devido a suas características, serve como ajuda complementar ao tratamento alopático. A naturopatia pensa a saúde global: corpo e mente; é centrada no indivíduo; tem foco na saúde. É, na maioria das vezes, uma terapêutica externa, por isso, menos intrusiva; é baseada nos agentes naturais; quase nunca tem efeitos colaterais; é ideal nos estados crônicos.

nova era

Movimento holístico de renovação dos valores fundamentais de nossa sociedade através de uma mudança de paradigma.

Traduz-se por: respeito a harmonia da natureza; retorno à simplicidade da existência, seleção criteriosa e consciente dos verdadeiros aspectos positivos do progresso; desenvolvimen-

* Cf. verbetes

to interior mediante diferentes métodos e postura de não violência.

numerologia

Ciência que estuda o significado oculto dos números. É uma ferramenta de autoconhecimento. Através dela podemos tomar consciência de nossas potencialidades, principais obstáculos, necessidades interiores mais profundas, reações emocionais, maiores talentos, bem como forma de relacionarmo-nos melhor com pessoas próximas.

Segundo a numerologia, os números e suas vibrações são o alicerce do universo. Tudo pode ser transformado em algarismos e, através deles, tudo pode ser explicado. Pitágoras, os caudeus e os chineses já cultuavam a numerologia como forma de autoconhecimento.

É um instrumento de autoconsciência em que se pode descobrir o tipo de energia potencial e que padrão de tensão existe freqüentemente em nossas vidas e em pessoas a nossa volta. Pode-se perceber, mediante ela, que existe uma forte relação entre os números das pessoas, suas características pessoais, suas experiências de vida e também com as doenças que as atingem.

Com a numerologia pode-se entrar em contato com o seu Eu mais íntimo e crescer como pessoa. Pode-se também saber de antemão qual a energia que o está beneficiando em um momento da sua vida e qual o está prejudicando; aprender a trabalhar seus potenciais e dificuldades, tomando cada vez mais consciência de si mesmo para poder mudar sua vida conscientemente.

oligoterapia

Trata doenças através da administração de pequenas quantidades de minerais para suprir necessidades orgânicas do indivíduo. Age por intermédio dos oligoelementos, que são metais ou metalóides, responsáveis pela catalisação das reações químicas processadas, constantemente, em todos os seres vivos.

Os estudos dos oligoelementos foram feitos na França, nos anos 30, pelo médico Jacques Menetrier. Pesquisador da homeopatia, ele começou a fazer altas diluições com metais. Isso permitia que a terapia fosse feita sem apresentar nenhum efeito secundário.

A oligoterapia é considerada suave, pois trata o doente, e não a doença, por intermédio do equilíbrio de sua energia vital. Os oligoelementos catalisam a formação de enzimas, hormônios e vitaminas, substâncias indispensáveis para o bom funcionamento de nossos sistemas digestivo, endócrino, circulatório, respiratório, nervoso e imunológico. Cada metal tem funções específicas e age para produzir ou estimular a produção de determinadas substâncias. Por exemplo: o cobre age, especificamente, sobre uma enzima chamada tirosinase, que estimula a produção da melanina, substância responsável pela pigmentação da pele e dos cabelos.

Esse método funciona mais como uma terapia preventiva, trata o doente e este reage à doença, desde que não haja nenhuma lesão já instalada. É muito utilizada para equilibrar organismos com problemas emocionais que acabam sendo somatizados, afetando a saúde da pessoa.

ondas cerebrais

Atividade do cérebro humano que gera padrões de energia elétrica, cuja medição pode ser feita por um aparelho chamado *eletroencelalograph* ou EEG. Os cientistas classificaram essas ondas em quatro categorias:

1) BETA – Oscilam na faixa de 13 a trinta Hz (Hz vem de Hertz, que é uma unidade de freqüência; mede uma onda vibratória na razão de ciclos por segundo). Elas ocorrem quando o cérebro está totalmente ativo e fixado em atividades externas – tais como jogando futebol – ou discutindo uma possibilidade de negócio;

2) ALFA – Oscila na faixa de oito a 12 Hz. Estas ondas estão presentes quando o cérebro está ativo, porém sem estar focado, concentrado em algo. Normalmente ocorrem ao fecharmos os olhos por alguns instantes ou quando prestamos atenção em nossa respiração. Por isso estas ondas estão associadas ao relaxamento;

3) THETA – Quando o relaxamento aumenta e entramos em uma faixa de sonolência, o cérebro produz ondas rítmicas na freqüência de quatro a sete Hz. Estas on-

das ocorrem, normalmente, quando estamos pegando no sono*, ou quando estamos saindo dele. Este estado produz imagens mentais muito vívidas; freqüentemente traz memórias de nossa infância. Em THETA podemos ter acesso ao nosso inconsciente, gerando inspirações súbitas e altamente produtivas. Porém, como beira o estado do sono, requer treino para ser mantido;

4) DELTA – Estas ondas são de baixa freqüência, entre cinco e quatro Hz. São produzidas ao dormirmos profundamente ou quando estamos inconscientes, como em um *black-out*.

oração

A palavra *oração* significa *rogo* ou *pedido*. Em outros tempos, significava, principalmente, *invocação* ou *encanto*. O mantra assume este sentido com precisão. Em todos os tempos e cantos da terra, os homens se curvaram diante de algo maior do que eles mesmos. Orar é uma atitude essencial à alma humana. A oração não é uma súplica ou pedido, mas, antes, um mistério, um processo oculto pelo qual pensamentos e desejos transformam-se em vontade espiritual. Tal processo é denominado "transmutação espiritual". A oração autêntica é um estado de receptividade e aspiração ao contato com energias supra-humanas. Pela oração o indivíduo invoca essas energias e afirma a disposição de unir-se a elas no interior do ser. Alguns religiosos consideram o silêncio a maior das orações.

oráculo

Manifestação da consciência ou da "divindade" em que são conhecidos o destino dos seres e as possibilidades futuras. Existem vários tipos de oráculos ligados a diferentes culturas como, por exemplo, o *I Ching*, o tarô, o jogo de búzios e outros.

* Cf. verbete

orgone ou orgônio

Nome dado por Wilhelm Reich, no final dos anos 30, à energia cósmica primordial livre de massa que precede a matéria. Segundo Reich, a energia orgone é onipresente. Em seres vivos, o orgone chama-se bioenergia ou energia da vida. Ainda de acordo com W. Reich, orgone (ou orgônio) é a matéria vital fundamental do universo.

O orgônio não é uma energia recentemente descoberta: é tão antiga quanto o Universo. Antigas tradições orientais e as mais recentes terapias naturais reconhecem a existência de uma força ativa ligando corpo e mente, a energia vital. A energia orgônica está presente em todo o universo e se incorpora à toda matéria orgânica e mineral. Perturbações de saúde e doenças resultam de um desequilíbrio dessa energia. A energia da vida é chamada de prana*, pelos hindus; *gallama*, pelos tibetanos; fogo central, por pitágoras; força ódica, pelos druidas; calor interno, por hipócrates; bioenergia, por Wilhelm Reich; magnetismo animal, por Mesmer; *ki**, pelos japoneses; e chi*, pelos chineses.

147
O

osteopatia

A estrutura governa a função.

Andrew Taylor Still

Método de tratamento manual e natural criado nos Estados Unidos, no fim do século XIX, por Andrew Taylor Still (1829-1917). Médico famoso, ele pensava que o bom equilíbrio das estruturas era crucial para evitar o aparecimento de disfunções e de doenças.

É uma técnica ainda pouco conhecida, um método de tratamento fisioterapêutico considerado, por muitos especialistas da área, como santo remédio para males do corpo. Seus

* Cf. verbetes

fundamentos baseiam-se em estudos de anatomia, fisiologia, semiologia e biomecânica; visa restabelecer o equilíbrio físico buscando, desta forma, normalizar as funções, os ritmos e ciclos orgânicos.

O tratamento permite respostas diretas sobre os tecidos moles, bem como a indução dos reflexos à distância para que o corpo então relacione todos esses estímulos. Segundo a osteopatia, uma doença não se desenvolve se o corpo estiver em harmonia; essa técnica oferece uma variedade de tratamentos que possibilitam ao osteopata trabalhar o paciente como um todo. Isso viabiliza uma maior eficácia dos tratamentos.

Os osteopatas são fisioterapeutas formados e especializados nas seguintes técnicas: cranial, visceral, quiropraxia*, estruturais, funcionais, neuromuscular, *stretching* e cinesiologia*, além de técnica de Jones e da *British School*.

A osteopatia promove e mantém um estado de liberdade tecidual e de saúde. Voltada principalmente para disfunções do sistema músculo-esquelético, tem excelentes resultados nas lombociatalgias, cervicalgias, hérnias discais, cefaléias, LER (Lesão por Esforço Repetitivo) e dores em geral.

Vantagens e benefícios da osteopatia são: redução do tempo de tratamento, o que depende da cronicidade do caso; devolução dos pacientes mais rapidamente para suas atividades normais; diminuição do gasto com medicações analgésicas e, em alguns casos, de medicações antiinflamatórias.

É necessário, em geral, que o paciente compareça uma vez por semana para o tratamento osteopático. O uso da osteopatia tem contra-indicações no câncer, em fraturas ou estenoses severas, transtornos degenerativos e em lesões infecciosas e inflamatórias graves.

* Cf. verbetes

parapsicologia

É o ramo da ciência que estuda fenômenos psíquicos de natureza especial e ditos ocultos (telepatia*, previsão etc.) que até algum tempo eram relacionados à magia e a poderes ocultos. A parapsicologia não estabelece uma relação entre o ser humano e entidades energéticas de outras dimensões para explicar determinados acontecimentos; parte do pressuposto de que esses acontecimentos são inerentes aos seres humanos e a suas capacidades psíquicas, mentais ou cerebrais, e devem ser

* Cf. verbete

comprovados por métodos científicos conhecidos, pela experimentação e repetição de determinadas situações em ambiente controlado.

passe

Instrumento de que se valem os espíritas para alcançar bênçãos, melhoramento físico, revitalização de células cansadas, fortalecimento de órgãos doentes, tonificação do perispírito, pacificação do estado psíquico e mental, transfusão de energias anímicas e equilíbrio da mente. É um bloqueador de alucinações, desvinculação obsessiva, auxilia em cirurgias espirituais e processos mediúnicos em desenvolvimento, entre outras coisas. Seria como uma injeção de alento para encarar a vida e superar dificuldades de cada dia. Basicamente o passe envolve uma troca de fluidos do médium e do plano espiritual para o enfermo. Não possui qualquer tipo de contra indicação. Pode ser aplicado em qualquer pessoa, de qualquer idade.

pele

Espelha todo o desejo ou conquista de expressão do ser; turva-se quando algum movimento profundo se desorganiza. É na camada subcutânea que se ancora a construção da expressão afetiva; na derme a vida vibra em direção à superfície do corpo. Ativada por diversos impulsos de expressão, a epiderme mostra o desejo de experiência e nela se traduz a satisfação ou insatisfação experimentada em suas nuances.

A pele irá adoecer quando a troca entre mundo interior e exterior não acontece; quando se falseia o viver da experiência; quando a identidade é substituída por performances e papéis, e quando, na troca íntima, a sensualidade se perde em exercícios de sedução, e a sexualidade se restringe à genitália e ao poder nas relações.

A pele, superfície do corpo, é o espelho das águas da alma.

pilates

Estes são os exercícios que as pessoas vão precisar e querer no próximo milênio.

Joseph Pilates, em seu livro *Your health*

Foi criado pelo alemão Joseph Hubert Pilates na década de 20. Ao iniciar sua carreira, Pilates trabalhou com muitos bailarinos, então fazendo reabilitação, pós-reabilitação e *fitness*.

É um método de condicionamento físico e mental através de exercícios que alongam e tonificam a musculatura, melhoram a postura, a respiração, diminuem o estresse, aumentam a flexibilidade, equilibrando e modelando o corpo.

Foi desenvolvido para criar corpos e mentes saudáveis. É uma série de exercícios de baixo impacto que se utiliza de aparelhos repletos de mecanismos como molas e elásticos, que assistem e resistem ao movimento possibilitando um maior fortalecimento e controle muscular. Os exercícios são suaves; buscam melhorar postura, flexibilidade, alongamento e tonicidade muscular. Não são feitas muitas repetições e a execução dos exercícios é lenta. Dessa forma, presta-se muito mais atenção aos movimentos do corpo e concentra-se bastante na respiração.

Os praticantes de Pilates afirmam que a modalidade, além de trabalhar o corpo, trabalha a mente também. Ao fim da aula, há uma série própria para o relaxamento. O Pilates é ideal para pessoas que querem desenvolver a força e fortalecer os músculos. Busca o equilíbrio muscular, trabalhando músculos mais fracos, como os do abdômen e dos glúteos, bem como alongando os que tendem a encurtar, como os da coluna. O trabalho é personalizado para se obter os melhores resultados. Como dizia Pilates, "Em dez aulas você se sentirá diferente, em vinte, você verá a diferença, e em trinta, você terá um novo corpo".

plantas de poder

Algumas plantas alteram nossa consciência e nos levam a mundos profundos, conectando-nos com nossos ancestrais. O uso de plantas sagradas vem fazendo parte da experiência humana há milênios. Diferentemente das drogas, as plantas de poder são ingeridas em rituais, obedecendo preceitos mágicos ou religiosos; também podem proporcionar cura, autoconhecimento e expansão da consciência.

São conhecidas atualmente como plantas *entheógenas*, que significa *com Deus dentro*. Podem ser também chamadas de planta mestre, planta professora, planta de conhecimento, planta de poder, planta sagrada. Em todos os lugares do mundo, diferentes espécies de plantas de poder são usadas em cerimônias e rituais, em diversas seitas e comunidades religiosas, tais como a Igreja Nativa Americana (que utiliza o Peiote); o Catimbó, da Jurema; o Santo Daime; e União do Vegetal (que utilizam a bebida Sacramental conhecida no Peru como *ayauasca*).

As plantas de poder transportam o praticante para outras camadas vibracionais ou dimensões. É comum ter visões, canalizar mensagens, fazer regressões, ter *insights*, conectar arquétipos, mitos, símbolos que estão no inconsciente coletivo, visualizar entidades etc.

Ao mesmo tempo em que as plantas de poder podem nos proporcionar uma experiência espiritual única, levando-nos ao êxtase ou ao encontro do Eu Superior, deve-se tomar muito cuidado nessa busca. Elas só trazem resultados benéficos se utilizadas dentro de um contexto religioso, ou de autoconhecimento, bem como cercadas pela proteção de um ritual correto fundamentado em alguma crença.

programação neurolingüística (pnl)

Essa técnica permite desvendar como o cérebro funciona e também corrigir eventuais distorções que tenham ocorrido desde a tenra infância.

A PNL nasceu nos anos 70, na Califórnia, como resultado das preocupações de Bandler, especialista em matemática, computadores e psicologia. Grinder, professor de lingüística, foi seu colaborador. A pergunta básica dos fundadores da PNL era: "Qual é a diferença que faz a diferença entre os que têm êxito e os que não tem?".

Para a PNL o importante não é a teoria ou a verdade, mas o resultado prático. É uma ciência e arte da prática de eficiência no dia-a-dia, aplicada a todos os ramos da vida por terapeutas, trabalhadores na área social, professores, médicos, bem como a todos aqueles que, individual ou profissionalmente, estão empenhados em tornar a vida mais atrativa, eficaz e significativa.

O "P" de "programação", termo do mundo dos computadores, refere-se a programas mentais que nós mesmos criamos, consciente e inconscientemente. São responsáveis pela maneira como agimos. "N", abreviatura de "neuro", diz que tudo o que pensamos, sentimos e fazemos é produto de reações do sistema nervoso. "L" refere-se à "linguagem verbal e não verbal", ao código que organiza e dá sentido às nossas sensações neurológicas. A maneira como agimos é dependente diretamente de nossos programas. Nossos programas mentais, segundo a PNL, são transformáveis.

É uma metodologia de transformação e de crescimento pessoal, definida como uma ciência e uma arte da modelagem da excelência. Está sempre a procura de novas técnicas para aprimorar o desenvolvimento pessoal, sejam elas para o domínio de vendas, como para meditação, carisma, santificação ou cura espiritual. Trata-se de uma técnica em que se estimula a proibição de culpar os outros e encoraja assumirmos total responsabilidade sobre nós mesmo.

prana

É a energia vital, essencial para a existência da vida. Está presente em todo o universo. Nosso corpo se alimenta de comida, água, ar e de um terceiro alimento, muito menos denso e muito mais urgente, que pertence ao plano das radiações, o prana.

A energia vital é metabolizada pelos *chakras**, que mantêm um permanente relacionamento com o meio em que eles se encontram. Ou seja, absorvemos prana das plantas, dos minerais, da água, do ar e de tantas outras fontes.

prece do corpo
(*the goddess bodyprayer*)

É um trabalho corporal terapêutico e espiritual especialmente dirigido às mulheres. Seu principal elemento é a dança do ventre, uma arte milenar baseada na Geometria Sagrada e nos dois principais atos da criação da vida: o sexo e o parto. Através do tantra, sistema religioso e filosófico criado por mulheres – *yogines* –, e da mitologia das culturas matriarcais que cultuavam a Deusa, resgatamos preciosos conhecimentos sobre a espiritualidade feminina, perdidos em conseqüência do patriarcado.

A "Prece do corpo" tem como objetivo a cura e o resgate do feminino, ou seja, a liberação de padrões impostos pela mentalidade patriarcal e a incorporação do verdadeiro poder feminino na vida da mulher moderna.

precognição

Esse fenômeno consiste na visão de fatos que estão por ocorrer. Pode se manifestar de várias formas, com a pessoa em

* Cf. verbete

estado consciente ou não. Essas informações sobre o futuro se apresentam de várias maneiras: por sonhos, visões, estados de transe, intuições súbitas ou, como afirmam algumas linhas religiosas, por contatos com os espíritos dos mortos. Também é conhecido pelos termos mais antigos e populares, como premonição, predição, adivinhação, pressentimento, antevisão, vaticínio, profecia e presságio. Alguns casos registrados de precognição chegam a ser impressionantes em sua previsão. Este fenômeno vem sendo verificado, das mais variadas formas, desde a Antiguidade.

processo hoffman

Conhecido anteriormente como processo Fischer-Hoffman, foi fundado por Bob Hoffman no final dos anos 60. Nos trinta anos seguintes foi aperfeiçoado e desenvolvido até sua forma atual: um curso em regime de internato, que lida especificamente com a resolução do relacionamento filhos/pais. Ajuda seus "alunos" a se tornarem conscientes de seus padrões negativos e traços de caráter que impossibilitam progressões, tornando-os capazes de experimentar uma transformação pessoal que os capacita a viver de modo mais positivo e proveitoso.

A principal ênfase dessa terapia é fundamentada em integrar o ser: mental, físico, emocional e espiritual – o "modelo da Quadrinidade" –, bem como levá-los ao equilíbrio. Para que isso aconteça, os alunos ganham a oportunidade de explorar, profundamente, o relacionamento com suas mães, seus pais e/ou substitutos, assim como compreender o efeito desses relacionamentos sobre suas vidas adultas.

O processo Hoffman ajuda a identificar os condicionamentos primários, da primeira infância, para resolver aspectos negativos deles, tornar a pessoa mais realizada, mais de acordo com ela mesma e, deste modo, mais responsável por sua vida. O processo trabalha a pessoa tanto individualmente quanto em grupos; busca-se a solução de dificuldades pessoais mediante a vivência dos exercícios. Trabalha, além disso, com filhos ou pais que desejam crescer, perdoar e ser perdoados.

projeciologia

Estuda as projeções energéticas da consciência e as projeções da própria consciência para fora do corpo humano. Também investiga dezenas de fenômenos projeciológicos: bilocação (capacidade de se estar em dois lugares ao mesmo tempo), clarividência*, experiência de quase morte, precognição*, telepatia* e muitos outros. A projeciologia constitui uma parte prática da conscienciologia*. Investiga o fenômeno da projeção consciente. Apesar de as "projeções astrais" serem conhecidas há milênios, a projeciologia é uma área de estudos relativamente nova, proposta oficialmente como ciência a partir de 1981.

psicografia

É uma modalidade de comunicação com espíritos ou entidades de outros planos ou dimensões, mediante a escrita ditada a uma pessoa. Esta comunicação pode se dar através de transe ou canalização

psicologia transpessoal

É uma abordagem do indivíduo que se preocupa em estender o campo da investigação psicológica; vai além do corpo/mente e abrange a espiritualidade. Também conhecida como a Quarta Força em psicologia (A primeira é o *behaviorismo*, a segunda a *psicanálise* e a terceira, o *humanismo*).

A psicologia transpessoal surgiu como disciplina autônoma no final dos anos 60, mas as tendências desse movimento já existiam há muito tempo. Carl Gustav Jung pode ser considerado o mentor máximo e o primeiro psicólogo transpessoal,

* Cf. verbetes.

pois salientou, de modo convincente, aspectos não racionais e não lineares da psiquê, que incluem o misterioso, o criativo e o espiritual como meios válidos ou formas holístico-intuitivas de conhecimento. Os resultados das experiências transpessoais sugerem que a natureza da gênese da consciência pode ser mais realisticamente descrita por místicos e físicos modernos do que pela psicologia acadêmica.

Foi Abraham Maslow quem primeiro formulou, explicitamente, os princípios da psicologia transpessoal e a definiu como uma força mais elevada, transpessoal, transumana, centrada mais na ecologia universal do que nas necessidades e interesses restritos ao ego, indo além da identidade, da individuação e congêneres.

Essa nova psicologia surge apoiada numa concepção holística e sistêmica. Considera o organismo humano como um todo integrado, que envolve padrões físicos, mentais, sociais e espirituais. Considera que a base conceitual da psicologia deve ser compatível tanto com a biologia, quanto com a sociologia, antropologia e filosofia. A abordagem sistêmica fornece um terreno propício para a compreensão das manifestações psicossomáticas do organismo na saúde e na doença. O nível transpessoal é o da expansão da consciência para além das fronteiras do ego, correspondendo a um senso de identidade mais amplo. É uma forma extremamente sofisticada e não ordinária de consciência em que a pessoa não aceita mais a crença de uma separação rígida entre ela e todo o universo, a não ser como uma forma de atuar praticamente sobre o meio em que vive com outras pessoas. Essa forma de consciência transcende o raciocínio lógico convencional e aproxima-se das chamadas experiências místicas. Este estado é o objeto mais íntimo de estudo da psicologia transpessoal.

psicoterapias

Paralelamente ao surgimento do novo campo da medicina holística, houve uma mudança correspondente na psicoterapia. O conhecimento crescente na relação direta entre o psicológico e o físico estimulou pesquisas na área da psicofisiologia. Surgiram novas abordagens terapêuticas que combinam o uso de ferramentas psicológicas e fisiológicas não apenas para curar doenças, mas também para melhorar a qualidade de vida das pessoas. Desde o revolucionário método de Wilhelm Reich, tem havido um progresso ininterrupto na psicoterapia. A contribuição de Reich estabeleceu as bases para inúmeras outras psicoterapias como a análise psico-orgânica, biodinâmica, bioenergética, biossíntese*.

As psicoterapias pretendem contatar cada vez mais as pessoas com suas próprias almas, enfim, com o ser. As diferentes técnicas são só meios distintos para se chegar ao inconsciente mais profundo, ao EU. Na psicoterapia corporal, a empatia é indispensável para o paciente se abrir para si mesmo mediante a relação transferencial com o psicoterapeuta. Este atua como canal para um maior contato do paciente com as devidas "couraças", construídas durante a vida deste, para sua própria defesa, protejendo-se assim de situações traumáticas numa busca visceral de sobrevivência.

O questionamento mais atual das psicoterapias é sobre a forma de lidar com a estrutura de caráter, priorizando a delicadeza e a amorosidade ao se resgatar o verdadeiro ser, em vez de ser traumatizante, confrontando agressivamente a "couraça" ao tentar-se destruí-la à força. O objetivo é se conscientizar da existência (ou ausência) das "couraças", saber porque elas apareceram e permitir que o paciente seja o sujeito de sua própria vida e não um objeto de sua estrutura neurótica e/ou psicopática. As psicoterapias eram muito invasivas em contraponto com a frieza da psicanálise tradicional. A mudança é que agora as psicoterapias estão procurando o caminho do meio.

* Cf. verbete

quarto caminho

Fundado por George Ivanovitch Gurdjieff (1872-1949), filósofo e místico russo, é um sistema de autoconhecimento que visa o completo desenvolvimento de nossa alma. Gurdjieff explica que temos uma essência divina, porém pouco desenvolvida. Segundo ele, no plano em que nascemos (no planeta Terra), nossa evolução só será real se trabalharmos em nosso ego essencial, ou alma, ao longo de toda vida; acrescenta que os seres humanos são possuidores de três centros, ou seja, três partes distintas e separadas: o centro instintivo, o emocional e o intelectual. Os sistemas tradicionais de transformação espiritual desenvolvem métodos utilizando apenas um desses centros de inteligência, superativando apenas um lado de nossa natureza e podendo criar problemas ao desenvolvimento integral do ser humano.

De acordo com Gurdjieff, existem três caminhos: o caminho do monge, que é o caminho da moralidade e da devoção, sobrepondo o centro emocional aos outros centros; o caminho do iogue, que desenvolve o poder mental e a atividade do centro intelectual em detrimento dos outros centros; e o caminho do faquir, que é o caminho da disciplina física e do sacrifício do corpo e que usa o centro instintivo sobrepondo-se ao outros dois.

O quarto caminho é um trabalho simultâneo com os três centros de inteligência. É o caminho do equilíbrio dos três centros pela observação de como eles sentem, pensam e agem ou reagem. Este sistema seria uma síntese do conhecimento psicofilosófico do Oriente e do Ocidente.

160 quirologia

Quirologia, do grego *quiro* (mão) e *logia* (estudo). É o estudo ou conhecimento adquirido mediante a análise das duas mãos, pois ambas irão dar, complementarmente, informações sobre

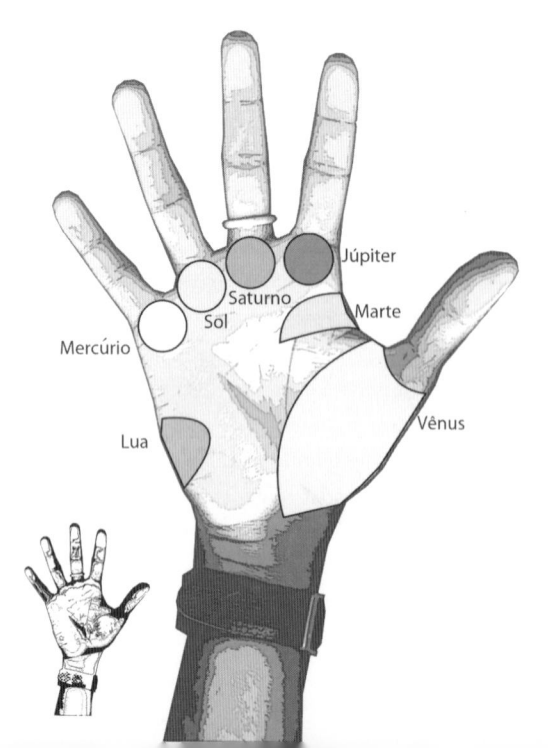

a pessoa. Pouco tem a ver com a quiromancia, que é a adivinhação através da leitura das linhas das mãos.

A quirologia é a ciência milenar de interpretação dos símbolos encontrados nas mãos, onde toda informação é valiosa: a temperatura da pele, sua textura, o formato das mãos e dos dedos, das unhas e também das linhas. Os vestígios ligados aos estudos das mãos remetem a 3000 a.C.; as referências iniciais vêm da China, Índia, Egito, Europa e América do Sul.

quiromancia

Quiromancia (do grego *cheir*, mão, e *manteia*, adivinhação) é a predição do futuro de uma pessoa pela leitura das linhas naturais das palmas das mãos. Era praticada em várias culturas antigas, como a indiana, chinesa e egípcia.

O princípio do estudo da quiromancia é a correlação dos principais planetas do sistema solar – incluindo o Sol –, com as diferentes regiões da palma e dedos das mãos. Como na astrologia, a quiromancia analisa as características que certos planetas exercem em todo ser vivo. A mão é um retrato do horóscopo natal e reflete, com o tempo, mudanças que acentuam ou diminuem a aparência da região da palma que corresponde a algum planeta ou à linha que também o representa.

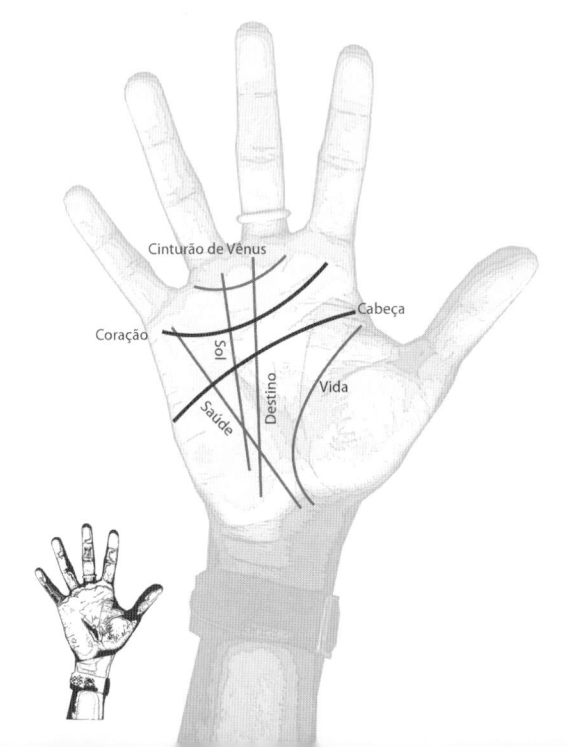

Existe, segundo a quiromancia, um plano de vida que nós trazemos e dentro do qual nos movemos, aproveitando bem ou mal as oportunidades. Estas são mais favoráveis para aqueles que possuem bons aspectos planetários. Por isso, embora o principal seja o bom uso de nosso livre arbítrio*, temos uma carga de influências externas resultantes das atividades de vidas passadas: o destino.

quiropraxia

Pode ser definida como uma profissão na área da saúde dedicada ao diagnóstico, tratamento e prevenção de alterações mecânicas do sistema músculo-esquelético e de seus efeitos sobre a função do sistema nervoso e da saúde em geral. Há uma ênfase em terapias manuais, incluindo o ajustamento vertebral.

As principais condições tratadas por um quiropraxista são: dores na coluna vertebral, dores de cabeça, dores e tensão muscular, dores articulares, restrições à movimentação. A quiropraxia também pode ser útil no tratamento de inúmeros outros problemas de saúde, como a hérnia de disco, escolioses, LER/DORT e outros problemas nas articulações das extremidades (braços e pernas).

O tratamento – proposto após uma entrevista e exame clínico minuciosos, bem como análises dos raios X, tomografia e ressonância magnética, se for o caso – consiste de três fases integradas: terapia manual e métodos físicos; exercícios para a reabilitação e orientação.

A quiropraxia pode ser aplicada sozinha ou em combinação com outras áreas como medicina, fisioterapia, odontologia. A diferença é que ela não utiliza medicação e trata a causa do problema e não o sintoma. Por exemplo: uma alteração no posicionamento da vértebra vai causar pressão e irritação sobre a raiz nervosa, inflamação nas cápsulas articulares da vértebra, espasmo e contratura muscular, dores e formigamentos. A medicação e as técnicas fisioterápicas vão tratar os

* Cf. verbete

sintomas, aliviando a dor, inflamação e tensão muscular, porém não vão reposicionar a vértebra que está causando os sintomas.

Surgiu em 1895, nos Estados Unidos, quando Daniel D. Palmer começou a tratar pessoas através de manobras manuais, dando à profissão seu nome atual: quiropraxia.

radiestesia

Meio em que se capta energias (radiações) emanadas por todos os seres e formas encontradas na natureza (seres humanos, animais, plantas, calor, água, pensamento etc.). Ela busca orientações e respostas a perguntas previamente formuladas. Isso é feito com a ajuda de certos instrumentos, que podem medir, sentir ou indicar o campo energético de um objeto ou de um ambiente. Isto dá respostas que orientam quem formulou a pergunta. Esses instrumentos podem ser varinha, forquilha de madeira, pêndulo ou auramiter (instrumento que mede a energia que emana da aura). O pêndulo é o mais utilizado e conhecido para traduzir e interpretar o que a mente captou. Não é o instrumento que acessa a informação, mas sim um aparelho maravilhoso e poderoso, a mente. Através dela o radiestesista acessa informações do subconsciente, do inconsciente, trazendo-as para a mente consciente.

É uma ciência milenar. Numerosos pêndulos foram encontrados, há mais de 2000 a.C., no Egito e na China. Dizem que Roma foi construída sobre um lugar escolhido por um radiestesista etrusco que determinou a zona favorável à instalação da cidade. Cada exército romano tinha um pelotão de radiestesistas que, com varas de madeira, detectavam fontes de águas subterrâneas necessárias à alimentação das tropas. Durante a Idade Média, o uso da radiestesia foi confundido com práticas de magia negra e assim condenado pela Inquisição, mas, na Renascença, instrumentos de madeira (forquilhas) voltaram a ser usados novamente, sobretudo na exploração do subsolo.

A radiestesia pode ser usada em conjunto com outras técnicas e em diversos domínios, como na agricultura (qualidade das sementes e dos terrenos), arqueologia, geologia, investigação policial (achar pessoas desaparecidas), medicina das casas (cura), procurar água, medicina alternativa (diagnóstico, homeopatia, florais etc.). As possibilidades são infinitas.

radiônica

Diagnóstico e tratamento de saúde mediante instrumentos especialmente elaborados para analisar e tratar doenças ou desequilíbrios energéticos que possam provocá-los. São realizados, diagnóstico e tratamento, à distância, com uso de uma aparelhagem específica e um(a) "testemunha(o)".

Terapeutas radiônicos acreditam que cada um de nós está rodeado por um campo de energia; eles pretendem ampliar nossa capacidade de cura atuando nesse campo energético para reequilibrar nosso estado físico, emocional e mental. A prática relaciona-se à física quântica*, que teoriza que tudo no universo está ligado por energia.

* Cf. verbete

Mesmo que o paciente e sua mecha de cabelo estejam quilômetros afastados entre si – ou ainda se o cabelo foi cortado há muito tempo –, o terapeuta radiônico considera que a energia continua refletindo os níveis de energia atuais do dono, pois a testemunha retém um elo com sua fonte de energia (paciente) e muda quando esta também muda.

Na década de 20, um neurologista americano, chamado Albert Abrams, imaginou o sistema de cuidados alternativos de saúde conhecido como radiônica. Deduziu, através de suas investigações, que a doença não era tanto um problema de degeneração celular, mas uma forma deficiente de irradiação de energia, provocada por um desequilíbrio de elétrons no corpo. Para distinguir a energia de cada doença, desenvolveu um medidor de variabilidade da resistência elétrica chamado biodinamômetro, com o qual media a energia de cada doente. Este medidor se tornou conhecido como a "caixa negra de Abrams". Abrams descobriu que, para analisar a saúde de um paciente, a presença deste não é necessária. Bastava uma amostra do sangue do paciente em um receptáculo chamado dinamizador, colocá-lo no biodinamômetro e apalpar o abdômen de um indivíduo saudável. Após a morte de Abrams, a quiroprática americana Ruth Drown descobriu que tanto a cura quanto o diagnóstico poderiam ser realizados à distância.

testemunha (o)

Termo utilizado para designar uma gota de sangue, um pedaço de unha ou, mais freqüentemente, uma mecha de cabelo usados como elo energético. Eles permitem ao terapeuta radiônico sintonizar o campo energético do paciente e detectar a qualidade da saúde mental, física e emocional, para então realizar o tratamento.

gráficos radiônicos

São símbolos e formas que emitem radiação com um objetivo pré-determinado.

Alguns gráficos são utlizados sozinhos, colocados em lugares como proteção, neutralizador de energias negativas etc. Outros são utilizados com um testemunho para cura, materialização, proteção, limpeza etc.

EXEMPLOS

1) SCAP – Símbolo Compensador de André Philippe
   Para neutralizar qualquer energia nociva emitida por
   computadores, aparelhos elétricos, eletrônicos, ante-
   nas etc.:

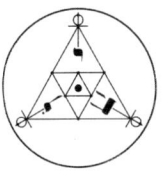

2) NOME MÍSTICO DE JESUS
   Proteção para casa (coloca-se nas portas de entrada/
   fundos), visitantes noturnos, expulsa más vibrações:

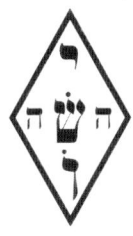

3) NOVE CÍRCULOS
   Proteção contra energias negativas em geral. Pode ser
   usado com testemunho (foto dentro do círculo) em
   locais, em malas de viagem etc.:

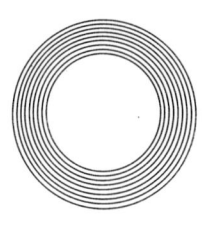

4) TURBILHÃO
   Para materializar curas, bens materiais, emprego etc.:

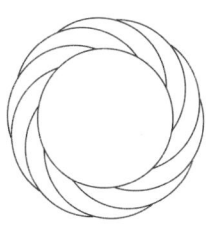

5) IAVE

Foi criado por Jean de La Foiye, radiestesista francês. É um gráfico neutralizador de "ondas de magia", criadas por quaisquer processos, magia ritual ou qualquer tipo de ataque psíquico. É um gráfico de simples utilização, bastando que se coloque um "testemunho" no centro do gráfico:

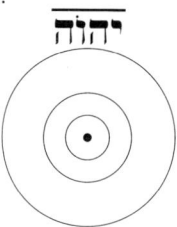

6) DESENHO DE LUXOR

Este gráfico foi encontrado estampando um anel no corpo de um grão-sacerdote egípcio mumificado no Vale do Reis e tem o poder de minimizar a influência negativa do subsolo. Segundo estudiosos a eficácia do anel, também conhecido como anel de Atlante, se manifesta em três pontos. Proteção, cura e intuição:

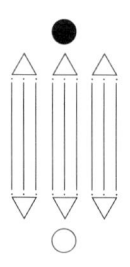

reencarnação

É a doutrina do renascimento. Mediante o processo de reencarnação, a entidade individual e imortal transmigra de um corpo para outro, reveste-se de sucessivas e novas formas ou personalidades transitórias. Percorre, no curso de sua evolução, uma após a outra, todas as fases da existência. É o meio pelo qual a consciência dinamiza e expressa seu potencial interior. Em termos mais simples, a teoria da reencarnação sugere que a alma retorna à existência humana repetidas vezes através do ciclo normal de nascimento e morte, tendo como finalidade seu próprio desenvolvimento.

reflexologia

Técnica fundamentada nos sistemas nervosos ou energéticos (*zonas reflexas*). Estas, quando manipuladas, transmitem alguns comandos ao cérebro, que variam de acordo com o tipo de manipulação. Então o cérebro toma conhecimento de distúrbios e, desse modo, pode alterar seus estados patológicos. A zona reflexa mais conhecida é os pés, onde todo o corpo humano está representado e, através deles, pode ser tratado.

É uma forma eficaz de massagem terapêutica mediante pressões específicas. Os reflexologistas trabalham com pontos de acupuntura e acupressão localizados nos pés.

Tanto a reflexologia quanto a acupuntura baseiam-se em conceitos semelhantes. São terapias energéticas e de meridianos*. Elas contêm a idéia de linhas de energia que ligam as mãos e os pés a diversas partes do corpo. Isso permite que todo o organismo seja tratado quando se trabalha as *zonas reflexas*.

regressão

Técnica transpessoal que permite exploração e libertação profundas, através da qual a necessária dimensão metafísica pode ser incorporada em psicoterapia. É um processo terapêutico consciente que leva às origens dos bloqueios, traumas e dificuldades da vida presente. A regressão busca liberar causas emocionais reprimidas, desfazer padrões repetitivos, devolver saúde, harmonizar relacionamentos e parentescos, redescobrir talentos etc. Essa técnica proporciona também uma purificação profunda do sistema emocional. Podemos, mediante a regressão, alcançar recordações subconscientes e inconscientes, e manifestar *flash-backs*. Alguns psicanalistas têm utilizado esse método para fazer com que as pessoas

* Cf. verbete

regridam mentalmente aos tempos de sua infância e, em alguns casos, ultrapassem esse período, entrando assim em memórias que seriam de vidas anteriores à esta vida . _

reike

Em japonês, *rei* significa *espírito, alma, universo, o que é universal e infinito*; *ki* significa *espírito, coração, ser, energia, atmosfera e sentimento*. Seria a denominação da energia vital, seja em forma de calor, luz ou força.

É uma terapia vibracional baseada na impostação de mãos. O procedimento é muito simples: trabalham-se 12 posições básicas, sendo quatro delas na cabeça, quatro na parte da frente e mais quatro posições nas costas.

O tratamento e as sessões com *reike* atuam em vários níveis. No plano físico, o *reike* flui nos meridianos e *chakras**, levando a força vital à cada célula, à cada órgão, nutrindo e estimulando as funções vitais. No nível emocional, desbloqueia ou responde a emoções e pensamentos negativos que podem estar obstruindo ou dificultando a passagem da energia; no plano espiritual, funciona como um motor de integração, reconectando a alma com sua raiz espiritual.

A energia *reike* revigora, acelera e intensifica a força autocuradora existente em todos os seres vivos.

O *reike* esteve guardado e preservado em escolas de misticismo nas mais antigas culturas. Era disponível para poucas pessoas e transmitido de forma verbal e através de símbolos. Os tibetanos, por exemplo, há muito tempo tem o conhecimento da cura energética e já curavam seus corpos mediante a harmonização de energia.

O *reike* foi redescoberto no século passado pelo Dr. Mikau Usui, professor de uma universidade em Kioto, no Japão. Ele dedicou sua vida à pesquisa de como personagens bíblicos e santos da Antiguidade operavam suas curas. Dr. Usui, depois de anos de pesquisa e meditação, "recebe" o dom de curar. Passa anos trabalhando com mendigos e doentes em guetos no Japão até que resolve ensinar como curar a si mesmos. Entrega-lhes os princípios do *reike* para também transforma-

* Cf. verbete

rem sua forma de vida. Origina-se daí uma linhagem de mestres *reike*, inicialmente no Japão, depois no Havaí, e que vem se expandindo cada vez mais em todo o mundo.

Não é preciso ter uma espécie de dom para se trabalhar com essa energia. Segundo os terapeutas, todos nós teríamos potencialmente aptidão para usar essa força vibracional do universo. Nos cursos de formação, através de rituais de iniciação, o mestre *reike* estimula os canais energéticos de cura tornando o iniciado apto para a prática de *reike*.

relaxamento

Processo de cura que se concentra em acalmar mente e corpo. Implica em desviar nossa atenção mais para controlar e resolver efeitos do estresse* do que os suprimir com medidas a curto prazo. Descobriu-se que o relaxamento pode diminuir o ritmo cardíaco, a pressão arterial, regular a respiração e a taxa metabólica. Também reduz os níveis de adrenalina e faz o sistema imunológico funcionar melhor. Como exercício terapêutico é mais um estado de alívio físico e mental em que tensão, medo e ansiedade são liberados e substituídos por sentimentos de calma e paz. Relaxamento é mais um estado de espírito do que uma atividade ou uma forma de inatividade.

renascimento *(rebirthing)*

Através de uma técnica milenar de respiração muito suave e segura se alcança estados elevados de consciência. Nesse estado liberam-se padrões mentais limitadores gerados no passado, especialmente durante a gravidez e o parto – e, desse modo, fecham-se ciclos existenciais inconclusos na vida. Mediante essas técnicas de respiração, pode-se liberar medos, ansiedades, angústias, dores, limitações, tensões, conflitos e inseguranças, dissolvendo-os e reconectando-se de volta consigo mesmo. O propósito do renascimento é lembrar e reexperen-

* Cf. verbete

ciar o nascimento, reviver fisiológica, psicológica e espiritu-
almente o momento da primeira respiração e libertar o trauma que isso pode ter causado. O processo começa com a transformação da impressão que o subconsciente teve do
nascimento, passando de dor primal para o prazer. Essa técnica não tem contra-indicação; dirige-se a todos que queiram
experimentar expansão, prazer e bem estar, além de estados
alterados de percepção; traz relaxamento, rejuvenescimento e
energia vital para a vida diária.

respiração

Mecanismo pelo qual nosso corpo apreende oxigênio, que é
necessário para realizar as combustões metabólicas. Isto é indispensável para o funcionamento dos diversos tecidos, ao
mesmo tempo em que também elimina determinados produtos, especialmente gás carbônico. Do perfeito funcionamento e da correta mecânica deste processo vital, dependerá o
maior ou menor rendimento do indivíduo.

Com o controle voluntário e consciente da respiração de
uma forma treinada é possível conseguir um alto grau de concentração e isolamento mental. O que, partindo de um estado de repouso físico, nos possibilita aprender a "ouvir e a ver
por dentro o nosso próprio corpo", ao mesmo tempo em que
nos familiarizamos com seu funcionamento.

Praticantes de *yoga* e meditação se utilizam de determinados tipos de respiração controlada para atingir estados relaxa-
dos de consciência.

responsabilidade

Responsabilidade sobre si mesmo é uma atitude que permeia
todas as terapias alternativas. Todas as filosofias, técnicas e
terapias apontam para nós mesmos. A cura, o equilíbrio, a
harmonia, tudo começa em nós. Somos nós, consciente e, na
maior parte das vezes, inconscientemente, que nos causamos

danos, doenças e bloqueios energéticos. Toda e qualquer terapia alternativa é apenas um auxiliar para que se aprenda o caminho de volta para a saúde.

risoterapia

Hipócrates, pai da medicina, já utilizava, no século IV a.C., animações e brincadeiras na cura de pacientes. Cientistas e pesquisadores afirmam que quem ri com freqüência é mais saudável. Quando sorrimos, o organismo secreta substâncias como a endorfina* e a serotonina, responsáveis pela sensação de prazer; isso inibe a liberação de neurotransmissores relacionados ao estresse*. Rir é uma atividade aeróbica que facilita a oxigenação do organismo. Estudos apontam o riso como um fator que fortalece o sistema imunológico e têm efeito analgésico.

A risoterapia ou terapia do riso é um método terapêutico existente desde a década de 60. Foi propagado pelo médico americano Hunter Adams, conhecido como "Patch Adams". Desde sua época de estudante já implantava este método em hospitais e escolas. Ele observou o baixo estado de alegria e de humor em seus doentes e, então, resolveu introduzir a terapia do riso.

rolfing

O método *rolfing* de integração estrutural é um processo terapêutico-educativo de reestruturação corporal e de educação do movimento. Original em sua fundamentação teórica e cientificamente validado, foi criado por Ida Rolf, bioquímica e fisióloga norte-americana. O *rolfing* remodela a estrutura corporal, usando uma forma única e profunda de manipulação do tecido miofascial. Este envolve, preenche e sustenta músculos, ossos e órgãos, constituindo uma rede fina e elásti-

* Cf. verbete

ca, responsável pela estrutura das pessoas. O *rolfing* realinha o corpo em relação à força da gravidade independente da idade, pois, segundo a Dra. Ida, "O corpo é plástico". O método é efetivo na redução do estresse, dores crônicas, modificação progressiva de padrões estruturais e posturais, horizontalização das articulações e maior consciência corporal, o que se traduz num corpo mais saudável e livre em seus movimentos. O processo consiste em dez sessões individuais, com duração de 1 hora, uma ou duas vezes por semana. Após a série de dez sessões serão recomendadas sessões de manutenção segundo a necessidade de cada cliente.

rpg

RPG, *Reeducação Postural Global*, é um método utilizado para o tratamento de patologias do sistema músculo-esquelético, criado pelo fisioterapeuta francês Phillipe E.M. Souchard na década de 80. Este método propõe tratar desarmonias do corpo humano considerando as necessidades individuais de cada paciente, já que cada organismo reage de maneira diferente às agressões sofridas. Este método enfatiza a integração dos sistemas muscular, sensitivo e esquelético como um todo.

A RPG aposta em um tratamento individual, ativo e progressivo, encarando cada caso como possível decorrência da postura global do indivíduo. Ela parte da constatação de que traumatismos como pancadas, torções e problemas de fundo emocional acabam sendo compensados pelo corpo e refletindo-se em más posturas cotidianas. O corpo acumula, memoriza e se adapta a essas tensões e amarras nos vários grupos musculares. O tratamento consiste em identificar as origens do problema e – mediante técnicas específicas, alongamentos por posturas estáticas e exercícios de respiração – liberar os grupos musculares desta tensão. As conseqüências da reeducação postural cotidiana são significativas em várias funções do organismo, tais como fala, respiração, parto. Por isso, o método tem atraído também a atenção de fonoaudiólogos, psicólogos e especialistas de vários campos médicos. A RPG é uma técnica, uma opção para um trabalho conjunto com essas especialidades; pode ser indicado, sem limite de idade, para a maioria das patologias do sistema músculo-esquelético. Tem, além de sua ação curativa, uma ação preventiva; isso evita o surgimento das compensações e de possíveis lesões.

rpg / rpm
reeducação postural global pelo reequilíbrio proprioceptivo e muscular

Técnica de terapia manual e postural, com enfoque em cadeias musculares, ou seja, em um conjunto de músculos de mesma direção e sentido, que geralmente abrange várias articulações. É utilizada por fisioterapeutas, considerando a visão holística do ser humano na prevenção, na correção e no alívio da dor, com vistas à melhoria das atividades da vida diária. Uma das principais características desta técnica, que a diferencia das antecessoras, compreende uma fase passiva para o paciente, na qual a intervenção manual do fisioterapeuta age como preparo para o exercício global propriamente dito. A partir de posturas analíticas, de técnicas manuais específicas, de técnica de energia muscular, todas associadas ao trabalho respiratório, a RPG/RPM busca a simetria corporal, corrigindo o desequilíbrio biomecânico e as patologias que ele causa para então haver o restabelecimento da integridade do corpo.

A RPG/RPM acrescenta conceitos e práticas aos ensinamentos precursores de Françoise Mézières, fisioterapeuta francesa, que criou o termo "cadeia muscular" em 1947. Esse processo de evolução contou com significativas abordagens de Godelieve Denys-Struyf, L. Busquet, Thérèse Bertherat, Michael Nisand e F. Souchard.

Nesse percurso histórico, a RPG/RPM é o mais recente e contribuiu para ampliar a visão das anteriores abordagens fisioterapêuticas.

runas

É o mais antigo oráculo europeu. Oriundas do norte da Europa, sua origem data de tempos imemoriais, muito antes do aparecimento do cristianismo. Cada runa representa um arcano ligado a entidades representativas de deuses da mitologia nórdica. Os símbolos têm, por sua vez, uma energia individual e uma vibração característica que se expressa na força específica de cada runa. O oráculo das runas é um instrumento de ajuda para o autoconhecimento, com uma linguagem de fácil entendimento e com mensagens que são sempre de afirmação positiva. O vocábulo runa deriva da raiz indoeuropéia *ru*, que significa *mistério, segredo ou confidência*; simboliza, portanto, assuntos sagrados ou proibidos.

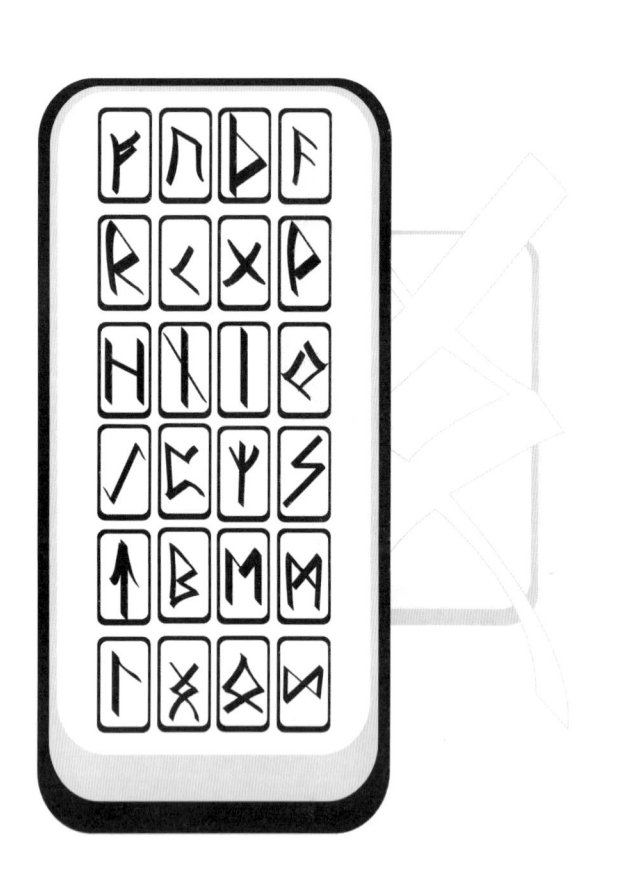

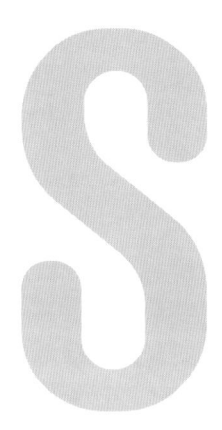

sabedoria

Expressão pura do conhecimento direto da realidade. Emerge do interior do ser à medida que a consciência se expande. Decorre do contato com a fonte da sua existência e com a do universo. Está além da erudição que em geral constitui as informações. Revela-se na vida. Transcende opostos. É harmonia e síntese. Fala tanto pelo silêncio quanto pela palavra. Assim como a evolução, a sabedoria é infinita. Manifesta-se em graus. Quanto mais avança mais a sabedoria se aprofunda. A sabedoria é fruto da união do eu consciente com a essência do ser.

samsâra

Em sânscrito significa, literalmente, *rotação*. A palavra *samsâra* é nome da doutrina hindu da reencarnação. Esta afirma que o espírito precisa passar por uma série de vidas terrenas enquanto evolui para atingir sua meta: oceano de nascimentos e mortes. Os renascimentos humanos são representados como um círculo contínuo, uma roda sempre em movimento. Vida ou existência no mundo são ciclo de existências.

sânscrito

A raiz do sânscrito é chamada por estudiosos e lingüistas do mundo inteiro como *a mãe mais velha* de todas as línguas existentes. É o idioma mais importante, sob o qual a maioria dos textos clássicos foi escrito. É uma linguagem dos bráhmanes, pertencente ao grupo hindo-europeu de línguas.

santo daime (ou *ayahuasca*)

Bebida cerimonial preparada mediante o cozimento de dois vegetais da floresta amazônica: o cipó jagube (*banisteriopsis caapi*) e a folha chacrona (*psychotria viridis*). Para os índios é fonte de todo o saber; seus rituais mágicos lhes permitem prever o futuro, comunicar-se com antepassados, descobrir inimigos e causas das doenças. Para o povo de Juramidam, o Daime é a "água da vida", o despertar para o mundo espiritual, instrumento de revelação para o autoconhecimento.

sei-tai

Técnica japonesa de manipulação passiva da coluna vertebral e articulações em geral, visando à correção e ao ajuste de vértebras. O paciente permanece passivo às manipulações, cabendo ao terapeuta a iniciativa da manipulação. Então, se quiséssemos definir o sei-tai, este seria como uma *ginástica passiva*. Essa técnica não visa simplesmente reorganizar a estrutura óssea do paciente, fazendo o que comumente chamamos de colocar a coluna no lugar. Ela atua de forma contínua e sistemática sobre os músculos que dão sustentação aos ossos, criando com isso um alicerce mais firme para reestruturação da postura e eliminação das dores. O sei-tai trabalha com a coluna vertebral, musculatura profunda e articulações; caracteriza-se por ser uma técnica centenária, com manobras que geram a reacomodação vertebral.

self

Self é o divino que está em tudo e em lugar nenhum, a realidade única. Não é luz nem trevas. Ele é somente o que é. Não pode ser definido. Está sempre presente. O *self* é simplesmente ser.

> As pessoas procuram-me dizendo "eu quero paz". Digo-lhes que removam o "eu", que são seus egos. Removam o "quero", que são seus desejos. O que resta é a Paz.
> Sathya Sai Baba

> Nada há para ser conquistado, apenas ignorância por ser removida.
> Ramana Maharshi

> Deus começa onde cessa o movimento.
> *Paramahansa Yogananda*

shantala

É uma massagem milenar do sul da Índia passada oralmente de mãe para filha. O mundo ocidental teve oportunidade de conhecê-la através do médico francês Frédérick Leboyer.

Essa técnica de massagem tem fundamentos na *yoga* e na medicina *ayurvérdica*; destina-se a recém nascidos a partir de um mês de idade. Além de trabalhar a relação mãe/bebê, relaxa a criança eliminando tensões, bloqueios, aliviando cólicas, insônias e equilibrando todo o sistema nervoso, energético e emocional. Traz segurança e auto-estima. Pode ser usada como prevenção de neuroses, doenças e aumenta o sistema imunológico. É dirigida a todas as crianças com padrão normal de desenvolvimento. Pode também ser aplicada a bebês que tenham tido trauma no nascimento ou com problemas neurológicos.

shiatsu

Shiatsu é uma palavra japonesa que significa literalmente *pressão com os dedos*. Técnica simples e eficaz que consiste em pressionar os canais de energia denominados meridianos*.

É uma terapia oriental de reequilíbrio físico e energético comumente definida como massagem, mas é muito mais do que isso.

Sua principal utilidade é elevar o nível de energia do paciente, regular e fortalecer o organismo, estimulando sua força natural de cura e sua resistência às doenças, ativar a circulação do sangue, dos líquidos orgânicos e restaurar a força vital, além de despertar a consciência corporal.

Foi criado no Japão em 1925; suas raízes terapêuticas, contudo, tem origem na milenar Medicina Tradicional Chinesa*.

sincronicidade

Termo empregado para designar certos fenômenos que aparecem simultaneamente na experiência humana, sem que seja possível encontrar para eles uma causalidade comum.

A sincronicidade é uma coincidência significativa entre a vida interior e exterior, revelando que a ordem que nos rege no interior é a mesma que nos rege no exterior, bem como estamos ligados ao universo no fundo de nós mesmos.

* Cf. verbetes

As sincronicidades são sinais que nos orientam na jornada de nossa vida. Viver em sincronicidade é viver em harmonia com as poderosas forças do inconsciente; é percorrer o caminho do meio*, o tao*.

Quando a sincronicidade manifesta-se, ela vem nos preparar para alguma coisa. A coincidência significativa pode corrigir nossas posturas e apontar para uma experiência do Eu futuro. Devemos discerni-las e comemorar, pois são muitas vezes pequenos milagres em nossa vida.

O termo sincronicidade foi criado por Carl Gustav Jung. Ele certamente queria dizer muito mais do que simplesmente "o que ocorre ao mesmo tempo". Segundo Jung, a sincronicidade acontece quando estamos em estado especial de consciência, quando há tranqüilidade interior: um momento sem ansiedade ou desejos, sem julgamento ou emoções, um momento simples, silencioso, zen*. Portanto, para se poder criar condições para a realização da sincronicidade, é necessário o autoconhecimento, única via possível ao controle e domínio de pensamentos, emoções e da vontade.

A observação das correlações entre o fenômeno psicológico e os dados astrológicos contribuiu para a formulação da teoria jungiana da sincronicidade. Ele definia sincronicidade como "a ocorrência simultânea de um determinado estado psíquico com um ou mais eventos externos que têm um significado paralelo com o estado psíquico daquele momento".

A sincronicidade está disponível para todos, mas quanto mais o indivíduo conhece a si mesmo e equilibra suas emoções e pensamentos, mais passa a dispor da manifestação dessa energia. Ainda segundo Jung, em algumas coincidências, a extrema improbabilidade do evento e o fantástico paralelo entre o estado interior e a ocorrência exterior são as características mais nobres da sincronicidade.

* Cf. verbetes

sistema *ultramind*

É um novo método de controle da mente, criado pelo autor do *Silva's mind control*. O *ultra mind* se utiliza de técnicas específicas de relaxamento que promovem a redução do estresse, otimização do raciocínio, concentração e foco, expansão da inteligência e da consciência, clareamento das percepções, aumento da criatividade, potencialização da intuição, melhoria dos relacionamentos, alargamento da memória e expansão das diversas habilidades psíquicas.

sonhos

> Quem olha para fora, sonha; quem olha para dentro, acorda.
>
> Jung

Para os adeptos de uma visão mais esotérica, o conteúdo dos sonhos apresenta informações absolutamente novas que dizem respeito a uma ligação da pessoa que sonha com um mundo completamente diferente do nosso mundo físico, algo que poderia ser considerado como um "mundo astral" onde acontecimentos obedecem outras regras de tempo e espaço.

Jung elaborou a tese do inconsciente coletivo que forneceria respostas para imagens surgidas em determinado tipo de sonho. Elas não têm relação direta com o sonhador, com o indivíduo, mas pertenceriam a uma espécie de reservatório universal de informações básicas referente à toda raça humana.

A interpretação de mensagens e imagens surgidas nos sonhos é uma das atividades mais antigas da humanidade e inúmeras técnicas e regras foram estabelecidas pelas diversas culturas para tentar organizar esse possível conhecimento, assim como formas de acessar essa fonte de informação. A oniromancia (do grego *oneiros* = sonho e *manteia* = adivinhação), termo pelo qual é conhecida a arte de interpretar sonhos, foi durante muitos séculos uma parte importante das culturas e civilizações.

Estudiosos do assunto entendem que essa capacidade de penetrar nos mundos dos sonhos já estava presente nas civilizações primitivas pela atuação dos xamãs e da capacidade que hoje é mais conhecida como viagem ou projeção astral, ou seja, a possibilidade de deslocar-se em outra dimensão com o corpo astral, que seria uma espécie de elemento associado ao espírito humano, o que os egípcios chamavam de *ka*.

Muitos estudos apresentam formas pelas quais é possível, através dos sonhos, atingir uma outra dimensão. Liberta-se, desse modo, a ação do corpo astral, que se desloca livremente seja pelo nosso próprio mundo, seja por mundos que coexistem paralelamente ao nosso. Os povos antigos entendiam os sonhos como uma extensão da vida em vigília. Na verdade uma série de povos ainda mantém esse tipo de relacionamento com os sonhos, vendo-os como uma parte da vida tão real quanto a que vivemos quando estamos acordados. Nesse mundo dos sonhos, segundo algumas formas de pensar, estariam os "espíritos" com os quais seria possível manter contato, além de uma série de outras entidades que viveriam nessas dimensões. O aspecto das visões com acontecimentos futuros parece ser o ponto mais assombroso relacionado aos sonhos. Muitos dos profetas citados ao longo dos tempos também obtinham suas visões a partir dos sonhos.

Outro tipo de estudo sobre os sonhos é a possibilidade de se controlar o que se está sonhando, ou seja, a capacidade de a pessoa perceber que está participando de um sonho e conscientemente passar a comandar os acontecimentos. Pesquisadores acham que essa capacidade era conhecida de alguns povos primitivos, bem como essa capacidade estaria ligada à projeção astral. Nossa relação com os sonhos e o que neles vivemos podem ser estudadas e elaboradas de forma a resgatar a nossa ligação com o invisível. Como diz Chico Buarque: "Sonhos, sonhos são".

SONO

Não é uma função, mas um estado de vida com inúmeras funções. Dormimos mais ou menos 1/3 da nossa vida. O sono tem funções restaurativa e adaptativa. Ninguém consegue viver sem o sono. Ele ajuda na formação da nossa memória, libera secreções regenerativas, equilibra emoções, conserva energias, enfim, é fundamental. O sono de má qualidade afeta o sistema imunológico.

No início do século Freud já estudava os sonhos em seu livro *A interpretação dos sonhos*, mas só a partir dos anos 50 que o sono passou a ser estudado neurologicamente. Desde então tem se tentado descobrir os mistérios do sono...

A partir da criação de um exame chamado "polissonografia" – que usa sensores e filmagem para avaliar o cérebro, os movimentos e a respiração – descobriu-se muitas coisas sobre o sono, mas sempre aparecem novas questões a serem decifradas.

sufismo

É uma doutrina da tradição esotérica secular nascida do islamismo. Basicamente é uma tradição oral e a transmissão de seus ensinamentos se dá através de lendas, histórias e parábolas chamadas de "histórias de ensinamento". O ensinamento sufi concentra-se na essência do ser humano; o que importa, sempre, é a interioridade. Deve-se evitar a tentativa de compreensão intelectual do sufismo, pois ele não adota nada como sagrado, nem dogmas, nem símbolos, nem ícones, nem templos. É absolutamente flexível, adequando-se ao momento presente. Apresenta-se como seqüência de experiências pessoais que compõem uma busca espiritual interior, visando permitir que o homem realize a unidade com Deus e reencontre sua natureza de "homem perfeito", recordando sua origem divina e espiritual.

Conta-se que quando Deus criou o homem, Ele deixou uma parte Dele em seu coração – e é justamente através do coração que o homem pode acessar Deus e sua essência divina.

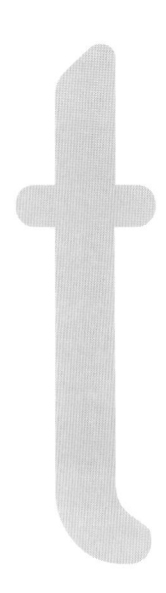

tai chi chuan

Esta ancestral arte marcial chinesa remonta a meados do século XIII. É uma *meditação em movimento* ou *meditação em ação* porque libera energias, uma vez que obriga o corpo a fluir de dentro para fora, como se a pessoa se transformasse no epicentro de seu próprio mundo. Os mestres de tai-chi eram observados como símbolos de sabedoria, altamente respeitados por praticarem justiça, caridade, educação e artes de medicina. Sua filosofia acredita que o povo deveria se disciplinar para ser espiritual, saudável, bom, inteligente, responsável, amar a verdade, lutar contra a injustiça e proteger os fracos e necessitados.

Há quem defenda que a prática do tai chi chuan seja feita, tanto quanto possível, ao ar livre e, de preferência, durante as primeiras horas da manhã ou ao anoitecer, no mínimo duas vezes por semana. Baseou-se na natureza e na observação de animais, mas sua efetiva fonte de energia encontra-se totalmente no interior do praticante. É composto de movimentos circulares, concomitantes aos respiratórios, que vão relaxando o corpo à medida que são efetuados, sem utilização de força física. As seqüências aprendidas dos movimentos são contínuas, delicadas e circulares. Desenvolve o alongamento; relaxa a mente, o corpo e os músculos; auxilia a digestão; acalma o sistema nervoso; é benéfico para o coração; ativa a circulação sangüínea; torna flexíveis as articulações; e rejuvenesce a pele. Pode ser praticado por pessoas de qualquer idade. No tai chi chuan é ensinado que o equilíbrio da pessoa com o tao* é estabelecido quando a força ou chi*, a energia que sustenta a vida, flui no corpo e se estende a fim de destruir o seu oponente.

talassoterapia

É a exploração e utilização para fins terapêuticos da água do mar, algas, esponjas, corais, anêmonas e outros. Na água do mar encontramos um grande número de elementos, complexos iodados e aminoácidos, que são muito importantes para nossa saúde. Os antigos chineses, egípcios e romanos já conheciam algumas das propriedades dos elementos marinhos e produziam desde remédios a partir de algas até venenos utilizados em suas armas.

Os mares e oceanos cobrem 70% do nosso planeta, onde vivem mais de oitocentas mil espécies, ainda pouco estudadas. Porém, mais de seis mil e quinhentos produtos naturais já foram criados, derivados das espécies marinhas mais conhecidas.

* Cf. verbetes

Produtos naturais marinhos são utilizados na medicina para tratamento de artrite, osteoporose, reumatismo, gota, nevralgia, aids, câncer e também como cosméticos, xampus contra calvície e cremes para combate à celulite.

tao

Antes do céu e da Terra existirem, havia algo nebuloso... Eu não sei o seu nome, e eu o chamo de Tao.

Lao Tsé

Pode ser descrito como "o caminho" ou "o caminho da vida". As leis do tao defendem a moderação, viver em harmonia com a natureza e procurar o equilíbrio.

O tao é considerado a única fonte do universo, eterno e determinante de todas as coisas. Tao é a incriada, inata e eterna energia da natureza que se manifesta periodicamente.

A natureza, assim como o homem, quando alcança a pureza, alcança o repouso, e então tudo chega a ser uno com tao, que é a fonte de toda bem-aventurança e felicidade.

taoísmo

Religião antiintelectual que leva o homem a contemplar e a se sujeitar às leis da natureza, ao invés de tentar compreender a estrutura destes princípios. Seu credo é: "Sujeite-se ao efeito, e não busque descobrir a natureza da causa". A doutrina básica do taoísmo pratica a humildade, a compaixão, a moderação, convidando seus praticantes a adotarem uma vida simples, espontânea, meditativa, voltada à natureza.

O taoísmo se baseia no sistema politeísta e filosófico de crenças que assimilam os antigos elementos místicos e enigmáticos da religião popular chinesa como o culto aos ancestrais, rituais de exorcismo, alquimia* e magia*.

* Cf. verbetes

Lao Tsé, contemporâneo de Confúcio, teria dado origem à filosofia taoísta por volta de 550 a.C. Apesar de não ser uma religião mundialmente popular, seus ensinamentos têm influenciado muitas seitas e filosofias modernas.

Os taoístas acreditam que tudo no mundo é composto pelos elementos *yin* e *yang**. Estes se transformam, completando-se, e estão em eterno movimento, equilibrados pelo invisível e onipresente tao*.

Embora formulado há mais de dois mil e quinhentos anos, o taoísmo influencia a vida cultural e política até hoje. Ele professa a longevidade e a imortalidade física pela perfeita submissão à ordem natural universal, através do *yoga**, meditação*, prática de exercícios físicos e respiratórios, dietas especiais e mágica.

tarô

É um baralho de 78 cartas, chamadas de arcanos, que se subdividem em dois grupos: arcanos maiores e arcanos menores. Nos arcanos maiores temos 22 cartas; nos menores, 56. Sua origem, quem o criou e de que forma o fez, é um mistério. O primeiro registro de sua existência data do século XIII, provavelmente na Europa. A partir dessa época foi disseminado e ensinado pelo mundo todo, sendo reconhecido por alguns estudiosos como um livro sagrado cujas páginas vêm soltas para a busca de conhecimento. Apesar de ser chamado de oráculo, o tarô é, na verdade, jogo, e não um instrumento dos deuses manipulado pelos seres humanos. Sua função é, entre outras coisas, transmitir informações e conhecimentos através de suas imagens. É um baralho que possui quatro naipes: ouros, copas, espadas e paus. Cada carta tem uma filosofia, uma mensagem e a combinação delas é rica e diferente. Os tipos de

* Cf. verbetes

jogos também são numerosos. Forma, número, nome e posição das cartas, assim como desenhos, imagens e figuras, intuição, sensibilidade e visualização, são elementos que auxiliam na interpretação dos símbolos do jogo. Cada lâmina é um novo aprendizado. Apesar do número de cartas, existem tarólogos que, com apenas uma carta, passam material suficiente para muito tempo de reflexão.

técnica alexander

Vem sendo ensinada sem interrupção há mais de cem anos. Seu alcance e objetivo estão além do "alívio de tensões" ou da "reeducação do movimento muscular", pois busca modificar e aprimorar a maneira de executar tudo o que fazemos. É uma técnica prática, baseada na experiência e observação individuais.

F.M. Alexander era um ator; sua técnica não esta apenas relacionada com postura ou relaxamento. É uma habilidade que nos permite manejar, com inteligência e serenidade, situações estressantes. Aprendemos como tranqüilizar nossas reações físicas e emocionais para que a mente possa funcionar de maneira criativa. O corpo se move com maior liberdade; respirar não é mais um problema. Ficamos mais conscientes de como funcionamos como indivíduo.

A técnica Alexander é ensinada em aulas individuais, em que o professor orienta e guia gentilmente o aluno, com suas mãos e instruções verbais, a uma nova experiência cinestésica que envolve maior leveza e liberdade por meio dos movimentos cotidianos (falar, sentar, andar, levantar etc.).

As aulas ajudam o aluno a aprender sobre a coordenação cabeça-pescoço-costas como base para todo o movimento. Não é uma série de exercícios, tratamento ou massagem. Aprende-se como parar de fazer o que nos conduz a problemas físicos e acúmulo de estresse. Desta forma, um equilíbrio pode ser encontrado entre o tônus muscular para o suporte do corpo e o relaxamento necessário para movimentos, respiração e circulação mais livres.

A técnica Alexander não contém contra-indicações; por isso, qualquer pessoa, de qualquer idade, pode beneficiar-se deste trabalho.

Quem procura a técnica Alexander está, em geral, motivado pelas seguintes razões:

1) Pessoas com problemas de saúde, em busca de alívio para suas dores ou que procuram minimizar o desconforto decorrente de seu estado físico precário; são pessoas com problemas posturais, torcicolos, estresse muscular associado a atividades repetitivas, problemas respiratórios etc;

2) Artistas, músicos, cantores, atores e atletas que consideram a técnica Alexander essencial para o desenvolvimento de sua aprendizagem e aprimoramento de sua performance, pois os libera da prisão de hábitos estereotipados adquiridos por anos de treinamento e ensaio. Para este grupo a técnica Alexander é um trabalho paralelo à aula de canto para o cantor, à aula de dança para o bailarino etc.;

3) Pessoas que buscam bem-estar e satisfação na realização de suas atividades diárias, que procuram prevenir efeitos do estresse diário sobre seu organismo. Neste grupo podemos incluir gestantes, assim como toda e qualquer pessoa desejosa de uma melhor qualidade de vida, livres para poder escolher a melhor resposta a cada estímulo diário.

telecinese

Poder de mover objetos com a força do pensamento. Em parapsicologia e no espiritismo, é a movimentação de um objeto produzida por um médium sem ação mecânica. É um fenômeno também conhecido como psicocinética, que propõe a ação da mente ou espírito sobre a matéria. Desde os primórdios da parapsicologia este fenômeno tem sido estudado, mas ainda permanece uma incógnita.

telepatia

Capacidade segundo a qual dois indivíduos diferentes podem ter uma percepção idêntica ou semelhante a respeito de algo.

É um pensamento comum. A telepatia pode, todavia, ser uma manifestação telecinética, na medida em que se pode influenciar o comportamento material do cérebro do outro.

Paul Brunton (1898-1981) afirma que a telepatia é possível não exatamente porque o pensamento pode viajar pelo espaço, mas porque o espaço está dentro do pensamento.

teleportação

Envio de uma "entidade", mediante a transmissão de informação, para que apareça uma réplica há uma distância, constituída por outros átomos idênticos. Nessa hipótese apóia-se a idéia de teleportação de indivíduos e objetos.

Na moderna física quântica já há relatos de teleportação, feita por cientistas, de um fóton (que é a menor unidade que forma a energia ou radiação eletromagnética), que consiste no envio da informação quântica do transmissor ao receptor, localmente espaçados, sem que o fóton portador da informação seja realmente enviado.

tempo

Segundo a grande teósofa russa Helena Petrovna Blavatsky (Madame Blavatsky) (1831-1891), o tempo é apenas uma ilusão produzida pela sucessão de nossos estados de consciência, cujo presente é apenas uma linha matemática que separa aquela parte da duração eterna chamada futuro daquela outra parte denominada passado. Não há nada na Terra que tenha duração verdadeira, pois nada permanece sem mudança ou continua sendo a mesma coisa durante a bilionésima parte de um segundo. Como dizem as escrituras, "o tempo passado é o tempo presente como é também o futuro, o qual embora ainda não tenha entrado na existência, contudo é". O tempo e o espaço são infinitos e eternos.

Segundo Santo Agostinho, ao responder a essa enigmática formulação, disse: "... O que é o tempo? Se ninguém me perguntar, eu sei. Porém, se quero explicá-lo a quem me pergunta, então não sei".

tenda do suor (ou temascal)

É uma antiga tradição indígena, que, no idioma náhuati, significa *casa de vapor*. Esta "casa", também conhecida como INIPI, é feita de troncos de árvores flexíveis, como bambus, e estes se dobram para dar uma forma circular à tenda (como um iglu).

A cerimônia trabalha nossa harmonia com os quatro elementos. Desde as primeiras horas do dia, numa grande fogueira, o fogo sagrado esquenta as pedras, também chamadas de anciãs. Os participantes começam a vivência fora da tenda com vários "exercícios" de alinhamento e de sintonização com os elementos. No fim da tarde as pedras já estão aquecidas e os participantes se encaminham para o local. Todos entram na tenda e sentam-se em círculo, ao redor do buraco estrategicamente deixado ao centro. Na tenda, todos ficam em contato com a Terra e acolhidos no ventre de "nossa mãe"; a vivência tem seu início. Depois as pedras (anciãs) são convidadas a entrar e são colocadas no buraco ao centro da tenda pelo "homem de fogo". Este tem a função de cuidar da fogueira e das pedras do lado de fora. A porta é fechada. Dentro da tenda ficam os participantes, as pedras e o temascaleiro (que fica sentado em frente ao buraco das pedras). Este último tem como instrumentos uma tigela com água, algumas ervas e muita experiência e intuição, pois é ele o responsável pelo andamento da cerimônia.

Quando a água entra em contato com as pedras incandescentes, gerando um vapor muito especial e aromatizado por ervas medicinais, a purificação é sentida e vivenciada em todos os níveis.

No temascal geralmente realizam-se quatro etapas (ou portas). Cada uma tem um significado e propósito específico. Trabalha-se também com as quatro direções sagradas (norte, sul, leste e oeste). O LESTE representa a nossa criança interior, nossa inocência esquecida. O SUL é o jovem aventureiro, aquele que não tem limites e nem medo de arriscar. O OESTE é o nosso adulto, o que toma a responsabilidade de sua própria existência, o que planifica e organiza para conquistar suas metas, objetivos e propósitos de vida; e o NOR-

TE representa o ancião, aquele que aprendeu com a vida e conquistou a sabedoria.

Segundo Lerix (temascaleiro do Condor Blanco), esta é uma cerimônia de purificação e harmonização de nossos corpos físico, emocional, mental e espiritual. É uma viagem profunda até uma consciência infinita, a consciência de saber entender, compreender e recordar que somos parte deste planeta. Conscientes "disso" viveríamos em harmonia com a natureza e automaticamente estaríamos em harmonia com os outros e com nós mesmos (nossa própria natureza). Quando saímos do temascal somos como crianças recém nascidas, saindo da escuridão do INIPI até a LUZ do fogo infinito, levando dentro de nós o que sempre foi nosso: a inocência, a harmonia de nossos corpos e o amor entre nós; e deixamos dentro da tenda aquilo que não nos pertence e que já não precisamos pra viver.

Também são realizados, durante a cerimônia, cantos de poder; ainda fala-se sobre os ALIADOS de poder e se compartilha do poder do silêncio. Uma cerimônia em que são trabalhados constantemente nossos sentidos, em níveis internos e externos, bem como nosso poder de adaptação e entrega, nossa humildade e aceitação.

É uma terapia integral que traz vários benefícios para o corpo físico, entre eles: tonifica a pele; diminui problemas ósseos; limpa as vias aéreas melhorando problemas com a respiração; desintoxica o sistema digestivo; melhora sintomas pré-menstruais; ajuda a relaxar o corpo e a mente; diminui o estresse; estimula a circulação sanguínea; limpa e beneficia a pele; hidrata e ajuda a diminuir problemas com os cabelos; ajuda a baixar peso etc.

Em níveis emocionais, auxilia em casos de depressão, inseguranças, instabilidades emocionais e medos; promove a auto-aceitação; ajuda a recuperar o amor próprio e a reconhecer nossas forças internas, nosso poder e coragem, entre outras coisas.

Como em todo "processo de cura", é importante uma prática constante para promover o equilíbrio dos corpos em questão. Os que realizam constantemente essa prática, relatam que participar de uma tenda de purificação a cada trinta ou quarenta dias é muito importante e o suficiente para se tornar cada vez mais consciente e responsável com sua própria vida, atraindo assim (para a pessoa e seu meio), mais felicidade e abundância em todos os níveis.

teosofia

Do grego *teosofia*, significa sabedoria divina, sabedoria dos deuses ou sabedoria universal. Esta sabedoria é a verdade interna, oculta e espiritual, que sustenta todas as formas externas da religião. Seu pensamento fundamental é a crença de o universo ser, em sua essência, espiritual; que o homem é um ser espiritual em estado de evolução e desenvolvimento e que a humanidade pode progredir na via da evolução mediante o exercício físico, mental e espiritual adequados. É a síntese de todas as religiões, o corpo de verdades que compõe todas elas. A teosofia, em sua modalidade atual, surgiu no mundo em 1875, porém é, em si mesma, tão antiga quanto a humanidade.

sociedade teosófica

Fundada em 1875, em Nova York, pelo coronel H.S. Olcott e H.P. Blavatsky, auxiliados por várias outras pessoas. Seu objetivo declarado foi, no início, a investigação científica dos fenômenos chamados "espíritas", depois do que foram expostos seus três principais objetivos:

1) A Fraternidade humana, sem distinção de raça, cor, religião ou condição social;
2) O estudo sério das antigas religiões para fins de comparação e de seleção de uma moral universal;
3) O estudo e desenvolvimento dos poderes divinos latentes no homem.

terapia reichiana

Foi criada pelo médico austríaco Wilhelm R. Reich (1897-1957). Ele descobriu que as repressões sofridas pelo indivíduo produzem, com os mecanismos de defesa psicológicos, o enrijecimento crônico de certos músculos. São músculos permanentemente tensos, funcionando como uma couraça, que impede e dificulta o fluxo da *energia orgônica*, fonte de todos os processos vitais, especialmente o sexual. Além da idéia da couraça muscular, outra contribuição importante da terapia reichiana é o conceito de caráter, conjunto de comportamentos e atitudes físicas habituais e repetitivas em cada pessoa. Reich foi o primeiro analista a interpretar a constituição do caráter dos pacientes, ao invés de analisar isoladamente seus sintomas. Segundo a terapia reichiana, a angústia é, ao mesmo tempo, causa e conseqüência da couraça muscular.

Esta terapia parte do princípio de a dissolução da couraça muscular produzir a lembrança da situação de infância em que ocorreu a repressão do instinto. Diferentemente do psicanalista que apenas observa o discurso verbal do paciente, o terapeuta reichiano observa também seu discurso corporal e pode vir a intervir no seu corpo através de exercícios destinados a quebrar a couraça. O objetivo do tratamento é a recuperação senão de todo, pelo menos de parte da espontaneidade do ser humano, através de trabalhos corporais para a dissolução de contrações musculares repletas de emoções reprimidas ao longo da vida*.

terapia sacro-craniana
(ou crânio-sacral)

A terapia sacro-craniana trabalha na soltura de bloqueios que geram sintomas psíquicos e doenças no corpo físico.

Crânio–sacral é um sistema formado pelos ossos da cabeça (cranianos e faciais), pelos ossos da coluna vertebral, pelas meninges (membranas que envolvem o encéfalo e a medula) e pelo líquido cérebro-espinhal. Esse sistema está ligado a todos os demais sistemas do corpo, tais como nervoso, muscular, vascular, endócrino, respiratório etc. Em conseqüência dessa interligação, qualquer alteração no sistema crânio-sacral

* Cf. verbetes *Orgônio* ou *Orgone*; *Caixa orgônica*

interfere em alguma parte do corpo e qualquer distúrbio do corpo altera o sistema crânio-sacral. Esse sistema é caracterizado pela pulsação sacro-craniana, que é diversa da pulsação cardíaca e da pulsação respiratória. É uma pulsação indispensável para a continuidade da vida e está presente no corpo todo.

O sacro-craniano é um sistema fisiológico essencial para o funcionamento do corpo tal como são os sistemas respiratório e circulatório. É um sistema hidráulico semifechado, contido numa robusta membrana a *dura mater,* que envolve o cérebro e a medula espinhal. Tem a função importante de produzir, circular e absorver o líquido cefalorraquidiano, que envolve, protege e cria o ambiente fisiológico no qual o cérebro e o sistema nervoso se desenvolvem, vivem e funcionam.

A produção e circulação desse líquido obedecem um ritmo chamado ritmo sacro-craniano. Ele pode ser sentido em todo o corpo e é usado para detectar alterações na circulação desse líquido dando assim indicações aos terapeutas sobre a evolução do tratamento. Essa terapia objetiva libertar as restrições existentes ao longo do corpo, da *dura mater,* na circulação do líquido raquidiano ou na boa comunicação do sistema nervoso com o corpo, o que impede a sua boa recuperação e o seu correto funcionamento.

A diferença entre a osteopatia craniana e a terapia sacro-craniana é que a primeira se dedica principalmente à libertação das suturas (cranianas, vertebrais e sacrais) enquanto a segunda se dedica principalmente a libertar as restrições das meninges que se encontram por baixo das suturas.

terapias holísticas

São terapias que vêem o ser humano como um todo, que interage com o universo em sua volta. São também chamadas naturais ou terapias alternativas; tem origem em diversas culturas do mundo e muito freqüentemente são milenares. Várias vezes são confundidas com práticas de ocultismo ou práticas religiosas, mas na verdade são técnicas, na maioria dos casos, que não foram incorporadas ao conhecimento médico formal.

Essas terapias contam com a noção de responsabilidade*
sobre si mesmo, com a mudança de atitude em relação a nossos próprios potenciais e à percepção de que não somos passi-
vos nem na saúde nem na doença e que nada acontece por aca-
so. É a consciência de que somos senhores do nosso destino.

As terapias holísticas pretendem orientar aqueles que procuram uma vida harmônica em sintonia com as energias for-
madoras do universo e, conseqüentemente, da saúde plena.

tradição

O novo só pode dar frutos quando cresce de sementes implantadas
na tradição.

Segundo o dicionário, *tradição* significa um método específico de determinada ação, atitude ou ensinamento que são passados de geração para geração. Para Jung, *tradição* é o alicerce
espiritual de todo desenvolvimento futuro – coletivo ou individual. A contribuição de Jung nesse assunto é importante, pois estabeleceu surpreendentes relações entre a esfera
individual e cultural através de sua teoria dos arquétipos (modelos primitivos, idéias inatas), sintetizando com a metáfora
"Os mitos são sonhos da cultura".

Todas as grandes preocupações do homem figuram nas
mitologias, em que, a princípio, investigava sua própria origem e a do mundo onde habitava. Os primeiros mitos, portanto, tiveram como origem a necessidade de explicar alguns
fenômenos da natureza como o trovão, a lua, a forma das árvores e as características dos animais.

É na tradição, nas antigas narrativas, nos arquivos universais chamados lendas e nos velhos contos que o homem poderá encontrar sua verdadeira identidade mágica.

* Cf. verbete

transe

É a entrada em outro nível de consciência; um estado alterado de consciência, que pode ser de maior ou menor intensidade. O transe sempre ocorreu desde os xamãs mais primitivos passando pelos hinduístas antigos com estados de transe da *yoga*, pelos templos de sono dos sacerdotes egípcios e a força mágica do olhar do sacerdote caldeu. Estados de transe formam parte do quadro religioso de quase todas as civilizações existentes. Muitos povos primitivos e da atualidade usaram ou usam o transe na sua experiência religiosa; é de se supor, portanto, que este tipo de alteração da consciência venha sendo realizado pelo ser humano desde os primórdios de sua história. O transe ou sono hipnótico, mesmo sendo profundo, é algo diferente do sono ordinário. No sono normal perde-se qualquer vínculo com a realidade exterior ao sujeito, enquanto que no transe se mantém um vínculo ou ponto de referência ativo entre o sujeito e o hipnotizador ou entre o sujeito e as circunstâncias ambientais que propiciaram o fenômeno. O transe pode ser espiritual ou mediúnico, xamânico, obtido com uso de drogas ou substâncias alucinógenas, através de posturas corporais e de exercícios respiratórios ou de inúmeras outras formas.

transgênicos

Os alimentos transgênicos são alimentos que tiveram seus genes modificados ou receberam um ou mais genes de outro organismo. Com o processo de modificação genética dos alimentos, criou-se um espécime mais resistente contra pragas, insetos e fungos, que precisa de menores quantidades de inseticidas e agrotóxicos, adapta-se melhor a determinadas condições ambientais e pode ter seu sabor e até seu valor nutricional modificados.

O problema dos alimentos transgênicos é a falta de informações e embasamento científico para avaliar o risco para a saúde do consumidor, bem como o real impacto ambiental na produção em larga escala desses produtos. Apesar das empresas produtoras afirmarem que os transgênicos são seguros, outros estudos preliminares registraram o aparecimento de alergias provocadas pelo consumo desses alimentos, assim como o aumento da resistência a determinados antibióticos e o aparecimento de novos vírus mutantes. Os híbridos e transgênicos produzem proteínas estranhas à natureza; nosso sistema imunológico pode reconhecê-las como corpos estranhos que devem ser inativados, desenvolvendo assim reações potencialmente alérgicas.

Benefícios

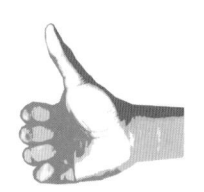

- desenvolvimento de espécies com características desejáveis;
- maior resistência dos alimentos ao armazenamento por períodos mais longos;
- alteração do valor nutricional, como, por exemplo, a produção de tomate com uma maior quantidade de licopeno, substância que protege contra o câncer de próstata;
- frutas que permanecem com sua consistência e sabor inalterados por vários dias em temperatura ambiente;
- maior produção agrícola.

Riscos

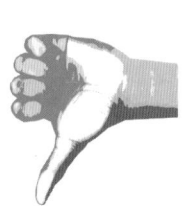

- desenvolvimento ou transmissão de resistência a agrotóxicos e/ou antibióticos a outras espécies;
- aparecimento de novos vírus;
- empobrecimento da biodiversidade com a eliminação de insetos e microrganismos que sustentam o equilíbrio ecológico;
- desconhecimento das conseqüências em longo prazo dessas modificações genéticas;
- desenvolvimento de superervas daninhas que podem semear doenças e um desequilíbrio da natureza.

Grupos humanistas e naturalistas têm se manifestado especialmente quanto ao risco ambiental em alterar a estrutura genética das espécies existentes. Além dessa discussão ambiental, existe o risco de um desequilíbrio imunológico pessoal que pode levar a um choque anafilático ou a degenerações tissulares irreversíveis apresentadas nas mais diversas formas de doenças crônicas.

Vários órgãos de defesa do meio ambiente e do consumidor estão fazendo movimentos para exigir que leis sejam criadas para proteger o consumidor de possíveis danos. Algumas dessas exigências são: que os rótulos dos produtos apresentem a origem de seus ingredientes, suas transformações e seus riscos; estudos mais aprofundados por parte do governo para a verificação dos reais danos que possam vir a causar tanto para o nosso organismo como para a natureza.

transpessoal

Este termo foi empregado esporadicamente por Jung; indica um estado de consciência que ultrapassa os limites do ego e da pessoa. É um retorno do ser humano ao Ser. Esses estados de consciência são caracterizados, particularmente, por uma vivência de Unidade, Luminosidade, Transcendência do Tempo e do Espaço, Êxtase e de Paz. A experiência transpessoal é objetivo de estudo da psicologia transpessoal.

tui-na

Prática manual que reúne técnicas de massoterapia*, cinesioterapia e manipulação articular, trabalhando em regiões e pontos especiais situados nos mesmos canais de energia utilizados pela acupuntura*. Nesses pontos usam-se as mãos e os dedos, produzindo movimento e restabelecendo a circulação energética. A esse trabalho é somado o massageamento das

* Cf. verbete

regiões musculares vizinhas, estimulando, assim, a circulação sangüínea, promovendo a oxigenação dos tecidos, a absorção do ácido lático e desfazendo as contraturas e o desconforto muscular. É uma terapia da Medicina Tradicional Chinesa usada há mais de cinco mil anos em todo o Oriente como tratamento de diversas doenças e na profilaxia de outras.

tvp

terapia de vidas passadas

A TVP – Terapia de Vidas Passadas é uma abordagem psicoterápica que tem como princípio a hipótese científica da reencarnação e utiliza a regressão de memória como técnica base de tratamento. O tema da reencarnação não tem quaisquer ligações com aspectos místicos ou religiosos. Como outras técnicas psicoterápicas, admite a existência de um inconsciente. Este, quando bem acessado pela técnica de regressão de memória, permite o paciente a entrar em contato com lembranças relacionadas à sua vida atual ou a existências pregressas estreitamente ligadas a seus problemas psíquicos e/ou somáticos do momento presente. Esse acesso é possível pela criação de um *estado alterado de consciência*, mas sem a necessidade de hipnose.

A TVP está inserida na psicologia transpessoal pois, além de trabalhar com memórias biográficas e intra-uterinas, inclui ainda a memória de outras vidas, de vida entre vidas e experiência de consciência cósmica*. Através da regressão de memória, o desenvolvimento das funções do hemisfério cerebral direito* interage com o esquerdo trazendo à consciência experiências arquivadas no inconsciente.

A regressão de memória objetiva atingir o núcleo traumático que deu origem ao problema emocional ou físico (geralmente numa vida muito anterior a essa); quase sempre os traumas da vida atual servem apenas para despertar uma ca-

* Cf. verbete

deia de traumas anteriores, arquivados na memória inconsciente. O segundo passo consiste em elaborar a relação do trauma originário com as dificuldades da vida atual. Como terceiro e último passo, a reprogramação mental substitui os velhos padrões de comportamento gerados pelo trauma de origem que veio sendo usado por dezenas, centenas e até milhares de anos.

ufologia

Vem da sigla em inglês UFO (*Unidentified Flying Object*); é uma paraciência que estuda aparições e origens dos OVNI´s (Objetos Voadores Não Identificados), dos extraterrestres e assuntos e fenômenos com eles relacionados. Está dividida em *Ufologia científica*, que prioriza a análise científica da casuística (conjunto dos casos e incidentes ufológicos propriamente ditos), e *Ufologia mística ou esotérica*, que admite contatos espirituais e canalizações com extraterrestres.

unibiótica

É uma forma natural de manter a saúde mediante exercícios, dieta e mentalizações. Ajuda a prevenir doenças aumentando a resistência e a imunidade do organismo. Mais do que uma técnica medicinal, a unibiótica propõe um novo hábito de vida. São quatro os princípios básicos da unibiótica: cuidados com a mente, pele, membros e alimentação. Seu criador é o médico coreano Jong Suk Yum, radicado no Brasil desde 1976.

urinoterapia (ou ou terapia pela urina)

Utiliza-se da urina do próprio paciente como recurso terapêutico. A urina pode ser ingerida ou usada como em curativos para diversos problemas na pele.

Segundo seus terapeutas, a urina, quando ingerida, dá início a uma limpeza no corpo, processo que chamam de purificação orgânica, segundo o qual o corpo começa a se desintoxicar colocando para fora toxinas e matérias venenosas.

Conta a história que a maior parte das civilizações antigas conhecia a urina como um medicamento notável e utilizado com vários propósitos. Segundo seus adeptos, além de eficiente, quase não tem efeitos colaterais. Algumas reações, entretanto, podem ocorrer dependendo de quão intoxicado está o organismo.

O corpo humano é um grande laboratório vivo capaz de produzir desde analgésicos, antibióticos, substâncias que reorganizam o sistema imunológico e até mesmo hormônios que podem curar ou prevenir enfermidades.

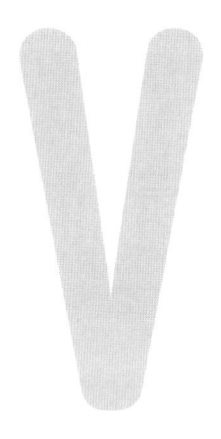

vedas

São as escrituras dos hindus. É uma palavra derivada da raiz *vid, conhecer* ou *conhecimento divino:* a revelação. São as mais antigas e sagradas obras sânscritas. Os brâhmanes lhes dão uma antiguidade de três mil e cem anos antes da Era Cristã. Sua antiguidade é provada pelo fato de que foram escritos numa forma tão antiga de sânscrito, tão diferente do sânscrito atualmente em uso, que não existe outra obra semelhante nessa língua. Somente os mais instruídos dos brâhmanes podem ler os Vedas em sua forma original. São tidos como revelações feitas diretamente por Brahma (o Deus do Princípio criador do Universo), como legado à humanidade. Enquanto os seres humanos possuíam o dom da clarividência, não existiam registros escritos e não eram necessários, já que o conhecimento podia ser facilmente obtido dos registros *akáshicos*. Os Vedas foram o meio da voz imaterial do espírito ecoar num ciclo de crescente materialização.

ventosas (ventosaterapia)

Utiliza copos que produzem vácuo sobre determinada região do corpo. Isso provoca uma pressão negativa que superficializa o sangue e desfaz a estagnação. Em muitos casos é utilizada para promover sangria da região. A aplicação de sucção na pele através de calor ou pressão de ar é muito comum na medicina chinesa. Essa técnica promove a livre circulação da energia vital; tem especial eficácia no alívio de dores. O uso freqüente de ventosas controla a corrente sanguínea; provoca também o fortalecimento dos vasos sangüíneos, tornando-os mais eficientes e evitando enfartes e derrames. É usada também para estresse, gripes e resfriados, pressão alta ou baixa, asma, nevralgias, dores nos ombros, dor de cabeça e lombalgias. Pode ser usada para massagear, com um meio lubrificante que produz o efeito massagem. A aplicação de ventosas, junto à drenagem linfática, auxilia na eliminação de celulites.

viagem astral

Consiste na exteriorização da consciência para fora do corpo físico utilizando como veículo o corpo astral.

Viagem astral ou projeção da consciência é um fenômeno absolutamente natural que faz parte das capacidades inerentes de todo ser humano. Recebeu durante a história muitos nomes: viagem da alma, viagem espiritual, experiência fora do corpo, viagem extracorpórea, vôo xamânico, entre muitos outros. É também conhecida popularmente como desdobramento, jornada astral, projeção astral, dentre outros nomes.

A viagem astral é conhecida desde o início da nossa história; faz parte da mitologia de muitas sociedades primitivas. Relatos sobre ela podem ser encontrados em todas as formações sociais. Provavelmente, devido à perseguição, manteve-se oculta durante a Idade Média, sendo estudada e pesquisada em sociedades secretas até o século XIX.

visualização

Segundo Aurélio Buarque de Holanda, *visualizar* é formar ou conceber uma imagem visual mental de algo que não se tem ante os olhos no momento. É ver uma imagem mental.

É um recurso tão poderoso que se pode até reagir, fisicamente, ao que se está visualizando. O poder de visualizar é ainda maior quando usado dentro de estratégias estruturadas para um propósito bem definido.

Visualizar é usar a imaginação com o intuito de efetuar mudanças, construir novas possibilidades de comportamento e mudar o curso de pensamentos e emoções. A visualização acrescenta uma nova dimensão à nossa percepção do mundo e nos dá uma nova perspectiva com a qual podemos encarar nossa realidade comum. Quanto mais nos acostumamos à prática da visualização mais nos conscientizamos de que o que chamamos de real também não passa de uma visualização. Essa compreensão pode modificar toda nossa maneira de pensar e aumentar nossa capacidade de ver a qualidade transparente do ego e dos objetos materiais. Depois de percebermos isto podemos até transformar nossos obstáculos emocionais em energia positiva.

Visualização é a arte de criar o que você deseja. Estamos criando inconscientemente todos os dias, pois passamos muito tempo "conversando" conosco. É muito importante que este diálogo seja positivo, pois atraímos literalmente o que pensamos.

Entendido que o destino somos nós mesmos quem criamos, é necessário redirecionar nossos pensamentos para o lado positivo da vida, o lado positivo das coisas e o lado positivo dos desejos. Precisamos viver na ação e não na reação.

Na visualização criamos a contraparte espiritual daquilo que queremos criar no material. Segundo Helena P. Blavatsky, o homem também pode criar como Deus, partindo de uma certa intensidade de vontade; as formas imaginadas e a concentração inteligente desta mesma vontade faz com que essas formas tornem-se concretas, visíveis, objetivas. O homem pode aprender o segredo dos segredos, pois ele é um mago.

É no mundo do invisível que atraímos o que desejamos. Para que a visualização seja um processo provocador do autoconhecimento é necessário que ela seja feita no estado de relaxamento total.

Visualização é ver.

VOZ

Voz é emoção. A descoberta da voz como um poderoso e perfeito instrumento, bem como expressão da nossa alma, é um fato novo e ainda inexplorado. A voz de cada um é como uma impressão digital. É absolutamente única, pessoal e intransferível e pode nos remeter a experiências arquetípicas de grande riqueza e de grande poder harmonizador. Dentro de cada um de nós existem vários personagens; esses personagens podem integrar nossas vidas a deles, tornando-nos mais ricos e expressivos.

Contemporâneo de Jung, Alfred Wolfsohn descobriu os conceitos de luz e sombra, *anima* e *animus*, na expressão vocal. Ele percebeu que, apesar de cada voz ter uma região de emissão confortável, isto não significava que esta era a região-limite de emissão desta voz. Ao contrário, ele percebeu que nenhuma voz tinha limites. Toda voz, em sua plenitude, poderia se expressar numa extensão extremamente ampla e ilimitada.

vozterapia

Busca acessar todo o potencial vocal e também a "sombra" da voz. Esta é um lado de nossa sonoridade que não está sendo usado devido aos condicionamentos sociais e psicológicos formadores de nossa voz, o que elimina nuances e oscilações que tão bem representam nossas emoções. Esse desbloqueio é feito através de exercícios respiratórios, técnicas de emissão de sons não verbais, associação de imagens e jogos teatrais.

Alfred Wolfsohn, médico judeu, vivera uma experiência inesquecível ao fugir dos campos da Primeira Guerra Mundial, em meio a vozes desesperadas de outros fugitivos que, com ele, atravessavam um imenso túnel subterrâneo. Aquelas vozes ficaram dentro de sua cabeça. Então resolveu ele mesmo exorcizar as insistentes vozes que ouvia, tentando reproduzir do lado de fora de sua cabeça exatamente os mesmos sons que reverberavam dentro.

Ele percebeu que, no processo de emitir sons, ele entrava em estados emocionais extremos, como se estivesse caindo num abismo, ou perdendo os limites de sua realidade pessoal. Estes estados se expressavam corporalmente, na forma de desmaios, calores, calafrios, perda de visão, aceleramento cardíaco, enrijecimento da musculatura involuntária, suores, hiperventilação etc. Ele concluiu que os estados emocionais expressados em sua voz tinham uma resposta imediata em seu corpo. Assim lhe pareceu que sua voz estava profunda e irremediavelmente ligada à emoção.

Ele ficou pasmo ao descobrir que estas emissões que ele produziu atingiam até 5-6 oitavas acima do que sua voz normalmente poderia alcançar; percebeu, desse modo, que apenas sob tão fortes emoções estas emissões eram possíveis. Movido por estas descobertas, Wolfsohn mudou sua vida. Se curou e organizou um grupo de estudantes que, vindo da ópera, ficaram com ele durante 15 anos, fazendo uma pesquisa totalmente experimental da voz; com isso obteve resultados absolutamente surpreendentes. Assim começou a vozterapia ou psicofonia, uma nova ciência, ainda em fase experimental. Ela utiliza a voz como meio terapêutico e que, provavelmente, vem influenciando toda a pesquisa de voz na música contemporânea.

Sabe-se o quanto a emoção e a voz estão intimamente ligadas. O famoso "nó na garganta", a perda da fala em situações de estresse, mudanças de tom diante de um acontecimento ameaçador, gagueiras, e outras inibições já confirmam esta afirmação há muito tempo. Freud inaugurou a terapia pela fala, Jung, Reich, Lowen e todos os neo-reichanos dedicaram especial atenção à voz. Arthur Janov inaugurou a terapia do grito primal, liberando neuroses através do grito. A fonoaudiologia, nos últimos anos, tem se dedicado a tratar dos problemas da fala e da laringe, evidenciando a importância da voz no processo pessoal de saúde de cada um.

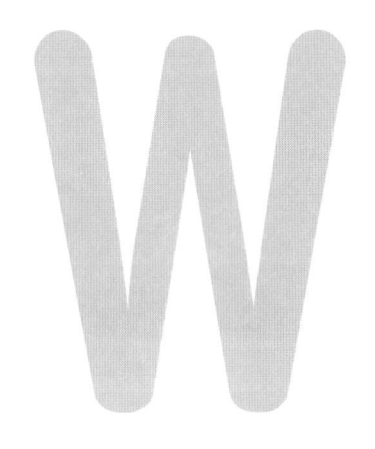

watsu

Técnica de relaxamento profundo realizada em água morna. Serve como instrumento para terapias corporais. Nasceu nos EUA e foi batizada de *watsu* (*water shiatsu*, ou seja, shiatsu na água) pelo seu criador, Harold Dull. Trata-se de uma terapia corporal cuja base é o zen shiatsu e que proporciona às pessoas de qualquer faixa etária um relaxamento profundo por meio de trações e alongamentos feitos pelo terapeuta. A massagem diminui a dor nos músculos doloridos, há um alongamento suave, as articulações são mobilizadas e os pontos do shiatsu* abrem o fluxo de energia ao longo do corpo.

* Cf. verbete

wicca

É uma religião politeísta geralmente focada na grande mãe.

Baseia-se na lei de triplicidade da deusa ou lei tríplice. Tudo aquilo que for desejado ao próximo voltará para si mesmo três vezes; isso vale tanto para o bem quanto para o mal.

O que caracteriza a religião (*wicca*) é o amor, o respeito à vida, à natureza e à terra.

Os rituais *wiccanianos* são feitos na mudança de cada estação e chamam-se *sabats*.

Os encontros mensais são chamados de *esbats* e são realizados em toda a lua cheia.

Aprender a interagir de forma harmônica com todas as energias da natureza é uma das preocupações principais de um sacerdote *wiccaniano*.

A *wicca* é um caminho de autoconhecimento, onde não se precisa de mediadores para conectar as divindades, onde se aprende a encontrar a Deusa dentro e fora de cada um mediante ritmos da natureza.

A Deusa para a *wicca* não é uma estatueta em cima do altar: ela é vida, está em tudo, no ritmo incessante do nascimento e da morte, no feminino e no masculino.

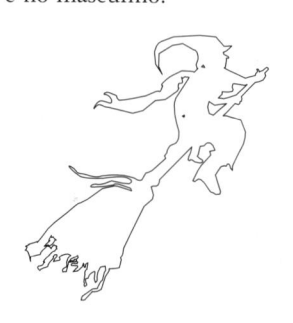

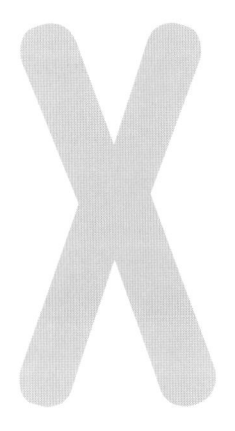

xamanismo

O xamanismo é a mais antiga prática espiritual, médica e filosófica da humanidade. Seu exercício estabelece contato com outros planos de consciência a fim de obter conhecimento, poder e saúde. Através dele resgatamos a relação sagrada do homem com o planeta.

O xamã é o explorador da mente humana: utiliza-se da pratica de entrar em estados alterados de consciência para acessar uma Sabedoria Superior em que ele se torna capaz de atravessar portais da mente, do corpo e do espírito. A prática xamânica propicia tranqüilidade, paz, concentração e estimula o bem estar físico, psicológico e espiritual.

Praticando a sabedoria de antigas tradições, adaptada ao mundo atual, o xamanismo se utiliza de diversas técnicas e rituais como busca de seu animal guardião, rituais das passagens das estações do ano, chás de ervas medicinais etc. Em suas práticas, podem utilizar tambores, plantas de poder*, instrumentos de poder, posturas corporais, canções, meditações*, danças, respirações, visualizações* e vivências.

Os xamãs compreendem o elo espiritual que existe entre corpo, alma e mente. Segundo eles, o corpo não mente. Os pensamentos, passados ou presentes, deixam uma marca corporal.

Os rituais xamânicos que conduzem a autocura utilizam visualizações que tem efeito terapêutico. Segundo sua filosofia, as imagens comunicam-se com tecidos, órgãos e até células para promover a mudança. As imagens e visões são usadas para reestruturar o significado de determinadas situações para que se pare de criar sofrimento.

Sentimentos, pensamentos e imagens podem liberar substâncias químicas e um equilíbrio químico é essencial para a manutenção da saúde. Na medida que adquirimos conhecimento desse sistema de defesa, podemos treinar nosso sistema imunológico para agir com eficácia.

É uma filosofia que por considerar a doença como originária do mundo espiritual, o foco de atenção não é dado para sintomas e sim para a perda de poder pessoal que permitiu a invasão da doença seja ela um desequilíbrio físico, mental, espiritual ou emocional.

O xamanismo expande para além do estado ordinário de consciência e experimenta as vibrações que vem do universo. É a magia natural que nos permite religar com a fonte de sabedoria superior. Através dele aprendemos a não ver diferença entre a vida e a morte e a nos comunicar com o planeta, com os animais, plantas, estrelas e minerais.

Podemos definir xamanismo como sendo a busca do autoconhecimento, da cura e do poder pessoal em harmonia com a natureza dos mundos.

* Cf. verbetes

Na pratica terapêutica adaptada ao homem moderno podemos usar as técnicas xamânicas para mudar padrões de comportamento, desbloquear memórias de vidas passadas, resgatar partes da nossa alma, integrar as polaridades masculino/feminino, retirar couraças corporais e implantes. O cliente deita, relaxa sobre um tapete e permite que o xamã realize seu trabalho – curar.

y

yin e *yang*

Na antiqüíssima China os xamãs jogavam carapaças de tartaruga no fogo para encontrar sinais ou linhas de ação. As linhas "inteiras" representavam maior força; quando as carapaças se rachavam mais, as linhas partidas indicavam momentos de repouso. Esta foi a primeira origem do *yang* e do *yin*. Todas as civilizações têm primeiro uma escrita e depois uma filosofia baseada nesta escrita. Na China houve o contrário: primeiro houve o pensamento da dualidade, *yin-yang*, da linha inteira e partida.

De acordo com a filosofia tradicional chinesa, *yin* e *yang* são dois princípios cósmicos primários do universo. O melhor estado para tudo no universo é o estado de harmonia representado pelo equilíbrio entre *yin* e *yang*.

Tradicionalmente, o *yin* é escuro, passivo, feminino, frio e negativo; o *yang* é luz, ativo, masculino, quente e positivo. Os modernos terapeutas diriam que há dois lados para tudo – alegre e triste, cansado e enérgico, frio e quente.

Todos os elementos do universo, tanto os maiores como as estrelas, quanto os menores como os átomos, movem-se nas transformações do *yin* e *yang*. *Yin* e *yang* representam a dualidade. Ambos existem em tudo o que existe e um não vive sem o outro. *Yin* não é necessariamente o oposto de *yang*, mas sim seu complemento.

Podemos fazer uma leitura moderna das duas energias primárias: a linguagem binária utilizada pelos computadores, pela eletricidade e a própria vida baseada nos pólos positivo e negativo.

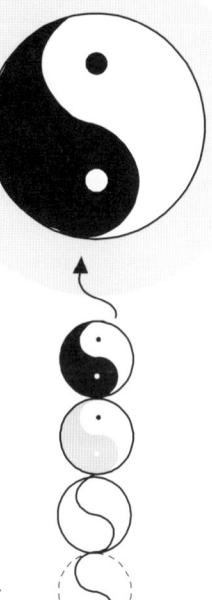

yoga

Em sânscrito *yoga* é uma palavra masculina; pronuncia-se *"o yôga"*, que significa união, integridade, integração. É a união da personalidade mortal e perecível com seu lado imortal, o espírito; união com o Deus que reside em nós. É uma filosofia de vida, prática que tem como meta o auto-conhecimento. É um método que conduz ao *samádhi*, que é o estado de hiperconsciência, muito além da meditação. É o equilíbrio perfeito entre corpo, mente e espírito.

O *yoga* ensina como respirar melhor, relaxar, concentrar-se, trabalhar músculos, articulações, nervos, glândulas endócrinas, órgãos internos etc.; facilita também o profundo relaxamento, cultiva a saúde e os sentidos e refina a mente através de exercícios que respeitam o ritmo biológico do praticante.

As regras gerais de execução do *yoga* são: respiração coordenada, permanência no exercício, repetição, localização da consciência, mentalização, ângulo didático e segurança.

Existe um sem número de diferentes formas de *yoga*. Estas estão ligadas e têm meios diferentes para se chegar ao mesmo fim: a integração do ser humano com o Ser Essencial. Cristo e Buda teriam sido grandes *yogues*. Dentre os inúmeros tipos de *yoga* estão:

1) HATHA *YOGA* – O *yoga* do corpo físico: é o mais popular no Ocidente. Representa uma das mais antigas formas de exercício do corpo e da mente no mundo. Esta metodologia de expansão da consciência envolve não só a mente e o coração, mas também o corpo, com exercícios físicos e de respiração. Reequilibra o fluxo de prana através dos nadis* e reenergiza os *chakras**;

2) ASHTANGA *YOGA* – Método dinâmico de praticar ásanas (posturas psicofísicas) que são baseadas no tradicional Hatha *yoga*. O Ashtanga *vinyasa yoga* foi criado por Krsnamacharya, em Mysore, no sul da Índia, no início do século XX; foi transmitido ao Ocidente por seu discípulo Pattabhi Jois e se popularizou nos Estados Unidos. Ashtanga é feito em uma seqüência fluida e sem intervalos e exige mais no plano físico. Por fazer suar muito, desintoxica os órgãos e ajuda no emagrecimento. As posições estimulam as glândulas e massageiam os órgãos;

3) POWER *YOGA* – Estilo de hatha *yoga,* praticado de forma dinâmica e intensa. É um método criado por ocidentais seguindo alguns princípios do ashtanga *vinyasa yoga* e do *iyengar yoga*;

4) YENGAR *YOGA* – Este método envolve alinhamento e precisão na prática. Desenvolvido por outro discípulo de Krshnamacharya, *iyengar yoga* é reconhecido em todo Ocidente por promover saúde, concentração e correção postural;

* Cf. verbete

5) RAJA *YOGA* – O *yoga* da paz espiritual, a ciência da mente e a arte da meditação. É, provavelmente, o *yoga* mais antigo. Chamado de *yoga* da meditação, é considerado a alma de todos os *yogas*. A ênfase aqui é o controle da mente pela concentração e meditação. É também denominado o caminho psicológico da união com Deus;

6) KARMA *YOGA* – O *yoga* da ação, do trabalho, do dever. É o caminho que conduz a Deus através do trabalho não egoísta, do serviço ao próximo, pela adoração da divindade que existe dentro de cada ser humano;

7) BHATKI *YOGA* – O *yoga* da renúncia, da abstenção, a ciência do coração e arte da devoção. É o cultivo de uma relação devocional com Deus através da oração, ritual e adoração. É indicado para a pessoa de natureza emocional, o Amante de Deus Pessoal;

8) JNANA *YOGA* – O *yoga* do caminho filosófico, a ciência da inteligência e a arte do conhecimento. É a realização de Deus ou do Absoluto através do discernimento e da razão. O objetivo é a liberdade, romper a ilusão e ver a mesma Realidade subjacente a todos e a tudo. Este caminho utiliza muito os poderes da mente e é adequado ao filósofo que almeja ir além do universo visível;

9) AGNI *YOGA* – É o *yoga* do fogo. É também chamado o Ensinamento da Luz. É a síntese de todas os *yogas*,

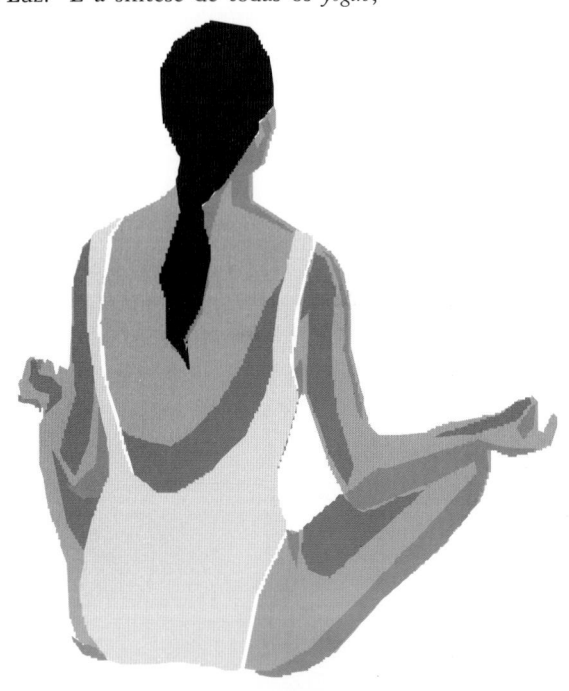

principalmente do *karma yoga*, do *bhakti yoga* e do *raja yoga*. A palavra *agni* vem do sânscrito e quer dizer fogo – o fogo criador do cosmos –, que é encontrado em diferentes graus nos fundamentos de todos os *yogas*. É um batismo de fogo;

10) KRIYA *YOGA* – O autêntico *kriya yoga* tem suas raízes perdidas na Antiguidade. É uma técnica científica para realizar a disciplina da mente. Nos tempos modernos foi um sistema codificado e oferecido por Paramahansa Yogananda ao homem ocidental e baseia-se no conhecimento de técnicas científicas para alcançar a experiência pessoal direta de Deus. Trata-se de uma técnica relacionada com o domínio da respiração (*pranayama*) cuja prática inverte o fluxo: a força vital é mentalmente guiada para o cosmos interior e volta a se unir às energias sutis da espinha (*chakras*). O *kriya yoga* acalma e silencia a agitação dos sentidos, ajudando a se alcançar uma crescente identidade com a consciência cósmica*.

220

yoga-terapia-hormonal (yth)

Yoga-Terapia-Hormonal (YTH) para a menopausa é uma técnica criada pela professora Dinah Rodrigues. Baseada na fisiologia feminina e ensinamentos de grandes mestres do yoga, visa o equilíbrio dos hormônios através de respirações e exercícios de *yoga* específicos para ativar certas glândulas. Terapia alternativa que busca reativar a produção hormonal dos próprios ovários (não é reposição hormonal) e eliminar os sintomas. Usa técnicas tiradas de vários ramos do yoga – Hatha Yoga, Kundalini Yoga (que é dinâmica e energética) – e técnicas energéticas tibetanas. Como é holística, beneficia o corpo como um todo e equilibra o sistema nervoso e emocional, há aumento de vitalidade e da libido. No momento há apenas a YTH para mulheres, mas está em desenvolvimento um YTH para homens e para diabéticos.

* Cf. verbetes

zen

O zen não é um sistema fundado na lógica e na análise. Nada tem a ensinar, no que diz respeito à análise intelectual, nem impõe qualquer conjunto de doutrinas a seus seguidores. Não há no zen qualquer forma simbólica através da qual se obtenha um acesso à sua significação. O zen nada ensina; qualquer ensinamento que exista no zen vem mediante nossa própria mente. Ele meramente aponta o caminho. Não há nada no zen propositadamente estabelecido como doutrinas cardeais ou filosofia fundamental. O zen não é uma religião, no sentido em que é compreendido o termo: não tem Deus para cultuar, mas Deus não é negado, nem afirmado. Pela mesma razão o zen também não é uma filosofia. Uma pessoa pode meditar sobre um assunto religioso ou filosófico enquanto se instrui no zen, mas isso é incidental. O zen deseja a mente livre, desobstruída. A idéia básica do zen é a de entrar em contato com os trabalhos íntimos do nosso ser de maneira mais direta possível.

zen budismo

É uma das doutrinas mais antigas que existe, proveniente do budismo tradicional tibetano. Nos primeiros séculos da era cristã um budista indiano, Bodhidharma, levou o budismo para a China, que com o passar do tempo foi influenciado pela filosofia chinesa, o taoísmo*, com a qual tinha muitos pontos em comum, dessa mescla resultou o zen-budismo. Zen budismo não é uma religião independente, mas um "estilo" de espiritualidade.

O zen-budismo, mais do que uma religião ou seita, é uma filosofia vivencial. Consiste na procura da iluminação através do autoconhecimento, uma busca que ultrapassa obstáculos mentais criados por nós mesmos a fim de encontrar a verdade em seu estado puro. Trata-se de uma percepção extra-sensorial das coisas, um ensinamento especial que não envolve palavras, apenas chama a atenção para a verdadeira essência do homem. O zen é a prática do autocontrole, da disciplina e da simplicidade no viver.

* Cf. verbete

zodíaco

Essa palavra tem origem no termo grego *zodiakos*; quer dizer, literalmente, *círculo dos animais.* O movimento aparente do Sol em torno da terra ao longo do ano – a própria órbita da Terra – cria um cinturão imaginário onde se encontram os doze signos do zodíaco e as constelações zodiacais.

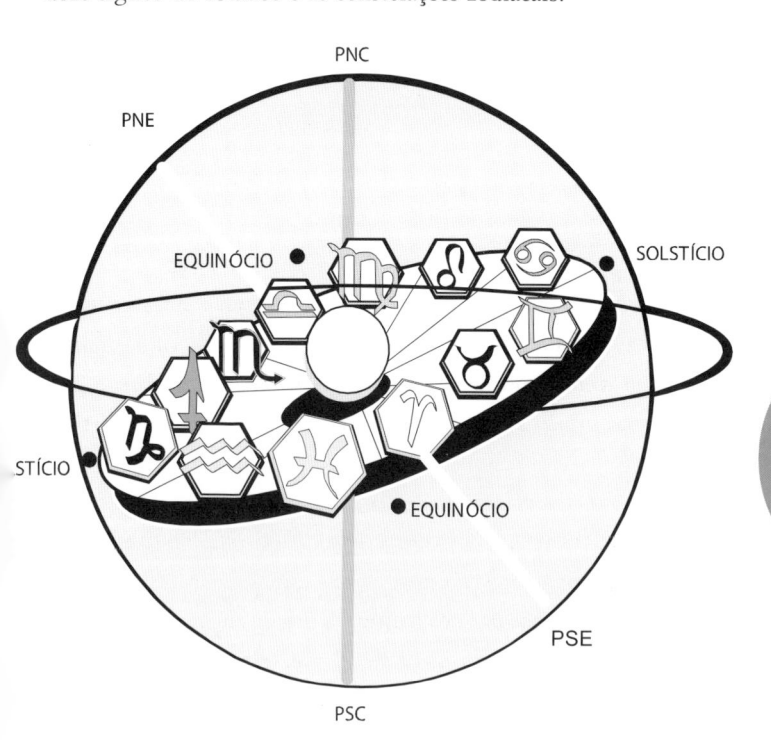

fontes

Os verbetes deste livro foram escritos a partir de pesquisas na *Internet*, em diversos jornais, revistas, livros e pela minha vivência pessoal. Agradeço do fundo do coração a todos que colaboraram de forma consciente e/ou inconsciente.

Patricya Travassos

ACUPUNTURA – Fonte: Dra. Dina Kaufman

ACUPUNTURA AURICULAR – Fonte: Dra. Dina Kaufman

AKASHA – Fonte: José Trigueirinho Neto – *Glossário esotérico* – Ed. Pensamento

ALMA – Fontes: Helena P. Blavatsky – *Glossário teosófico* – Ed. Ground; www.harekrishna.com.br; www.chabad.org.br/artigos/queealma.html

ALQUIMIA – Fonte: Summit – *Estudos sobre a alquimia* – Saint Germain

ANÁLISE PSICO-ORGÂNICA – Fonte: www.bapera.com.br/REVISTA/Psicoterapia/analise_psicioorganica.htm;

ANÁLISE TRANSACIONAL – Fonte: Graça Faria

ANIMAL DE PODER – Fonte: Cláudia Quadros

ANJOS – Fonte: José Trigueirinho – *Glossário esotérico* – Ed. Pensamento

ANTROPOSOFIA – Fonte: Cláudia Coutinho

AROMATERAPIA – Fonte: Renate Tirler

ARTETERAPIA – Fonte: *Enciclopédia familiar da saúde*

ASTROLOGIA – Fontes: Glenn Perry, Ph.D. – citado pela *Revista Frater*; Cláudia Lisboa

ASTROLOGIA *KÁRMICA* – Fonte: Izabel Teixeira – Astróloga *kármica*.

ASTROPSICOLOGIA – Fonte: Glenn Perry, PhD – citado pela *Revista Frater*

AURA – Fontes: Gilberto Schoereder – *Dicionário do Mundo Misterioso* – Ed. Nova Era; Helena P. Blavatsky – *Glossário teosófico* – Ed. Ground; Irving Cooper – *Teosofia simplificada* – Ed. Teosófica; Laurence J. Bendit e Phoebe P. Bendit – *O corpo etérico do homem*

AURA SOMA: Fontes: Danielle Alvim; Mike Booth – entrevista *Revista Frater*

AYURVEDA – Fontes: *Enciclopédia familiar da saúde*; Dr. Aderson Moreira da Rocha (www.ayurveda.com.br/siteayurveda.htm) e ABRA – Associação Brasileira de *Ayurveda* (www.ayurveda.com.br)

BALANCE ALONGAMENTO – Fonte: Jaquelini Porto

BANHOS – Fonte: José Trigueirinho Neto – *Glossário esotérico* – Ed. Pensamento

BIOCHIP – Fonte: Ana Branco (ana.branco@uol.com.br)

BIODINÂMICA – Fonte: *Enciclopédia familiar da saúde*; biodinâmica@u-net.com.br; Silvana Sacharny em www.orgonizando.psc.br/artigos/biodinamica_it.htm

BIOGENIA – Fonte: Fernando Carneiro Travi – etravi@uol.com.br

BREEMA – Fonte: www.breema.com

BRUXARIA – Fonte: Mônica Dubeux

BUDISMO – Fontes: Helena P. Blavatsky – *Síntese da doutrina secreta* – Ed. Pensamento; e entrevista de Lama Caroline na *Revista Frater* (ano I, julho 2002).

CABALA – Fontes: Will Parfitt – *Elementos da cabala* – Ed. Ediouro – The Kabbalah Learning Center (www.pazprofunda.hpg.ig.com.br); Kythera Ann; Alberto Lyra – *Kabbalah and the autiot* – Ibrasa

CALENDÁRIO MAIA – Fonte: Diana de Assis – *O calendário Maia*

CAMINHO DO MEIO – Fonte: José Trigueirinho Neto – *Glossário esotérico* – Ed. Pensamento

CANTOTERAPIA – Fonte: Sonia Joppert – www.cantoterapia.com.br

CHAKRAS – Fonte: Malcolm Godwin – *Quem é você?* – Ed. Pensamento; Fonte dos gráficos: Cláudia Lisboa

CHI/*KI* – Fonte: *Enciclopédia familiar da saúde*

CIÊNCIA CRISTÃ (ou CURA METAFÍSICA) – Fonte: Comitê de Publicação da Ciência Cristã – Boston Massachusetss

CINESIOLOGIA – Fonte: Verônica A. P. Affonso

CLARIVIDÊNCIA – Fontes: Helena P. Blavatski – *Glossário teosófico* – Ed. Ground; José Trigueirinho Neto – *Glossário esotérico* – Ed. Pensamento

COLONTERAPIA (Ou HIDROTERAPIA DO CÓLON) – Dr. Tiago Emerin Almeida e Dra. Solange Máris Menta

COMPAIXÃO – Fonte: José Trigueirinho Neto – *Glossário esotérico* – Ed. Pensamento

CONDOR BLANCO – Fonte: www.condorblanco.com

CONSCIÊNCIA CRÍSTICA – Fonte: José Trigueirinho Neto – *Glossário esotérico* – Ed. Pensamento; *site* Caminhos de Luz

CONSCIENCIOLOGIA – Fonte: Instituto Internacional de Projeciologia e Conscienciologia

CORPOS – Fontes: http://www.antares.com.br/~sbr/corpos-2.htm – Sociedade Brasileira de *Reiki*; Shalila Sharamon e Bodo J. Baginski – *Chakras – Mandalas de vitalidade e poder* – Ed. Pensamento

COSMOÉTICA – Fonte: Wagner Alegretti – pesquisador do IIPC – Instituto Internacional de Projeciologia e Conscienciologia

CRISTAIS – Fonte: Antonio Duncan – *O caminho das pedras* – Ed. Nórdica

CROMOTERAPIA – Fonte: Wagner da Costa Gabriel – terapeuta especializado em Cromoterapia

MÉTODO BIRCHER-BENNER – Fonte: Ernest Bauer – palestra (www.taps.org.br/alim11.htm) e www.jarinet.com.br/retiro/RetiroClNatXSpa.htm

CURA ESPIRITUAL – Fontes: *Enciclopédia familiar da saúde*; Cleide Martins Canhada – *A eterna busca da cura*

CURSO DE MILAGRES – Fonte: Michael Dawson – *Cura e paz interior* – Ed. Pensamento

DANÇA DO VENTRE – Fonte: Aparecida Sauer

DANÇAS CIRCULARES SAGRADAS – Fonte: Patrícia Tolentino

DIETA HIGIENISTA ou HIGIENISMO – Fonte: Equipe Jornalismo – *Site* Planeta Natural; Revista *Corpo a Corpo*;

DIETA VEGANISTA OU VEGAN – Fonte: www.brasil.terravista.pt/ipanema/2945/nutricao.html

DIMENSÃO – Fonte: José Trigueirinho Neto – *Glossário esotérico* – Ed. Pensamento

ECTOPLASMA – Fonte: Gilberto Schoereder – *Dicionário do Mundo Misterioso* – Ed. Nova Era

ENEAGRAMA – Fontes: IDHI – Instituto para o Desenvolvimento Humano Integral; Malcolm Godwin – *Quem é você?* – Ed. Pensamento; Gurdjieff

EQUOTERAPIA – Fonte: www.ecof.org.br/projetos/down/equote.htm)

ESPIRITISMO – Fonte: *Superinteressante* (edição 180, setembro 2002)

ESPIRITUALISMO – Fonte: Helena P. Blavatsky – *Glossário teosófico* – Ed. Ground; *Dicionário Aurélio*; Allan Kardec

ESTABILIZAÇÃO SEGMENTAR VERTEBRAL – Fonte: Dr. Ney Armando de M. Meziat Filho

FENG SHUI – Fonte: Renata Conde; Mestre Lam Kam Chuen com Lam Kai Sin – *O feng shui na cozinha* – Ed. Manole

FÍSICA QUÂNTICA – Fontes: Amir O. Caldeira – professor do Instituto de Física Gleb Wataghin da Unicamp; Roberto J. M. Covolan – professor do Instituto de Física Gleb Wataghin da Unicamp; Fritjof Capra – *O tao da física* – Ed. Cultrix

FLORAIS – Fontes: www.geocities.com/HotSprings/Spa/8383/sistema1.htm; http://www.luamagicawicca.hpg.ig.com.br/Flores/Florais.html; Thais Accioly – thaisfloral@ciblis.net

FORMAS-PENSAMENTOS – Fontes: Lynn Elwell Sparrow – *Reencarnação* – Ed. Pensamento; Wladimir Ballesteros – *A vida na morte* – Ed. Axis Mvndi; José Trigueirinho Neto – *Glossário esotérico* – Ed. Pensamento.

HEALING – Fonte: Mônica Neves.

HEMISFÉRIO CEREBRAL DIREITO / CONSCIENTE DIREITO – Fontes: Célia Resende – terapeuta de TVP; José Trigueirinho Neto – *Glossário esotérico* – Ed. Pensamento.

HEMISFÉRIO CEREBRAL ESQUERDO/ CONSCIENTE ESQUERDO – Fontes: Célia Resende – terapeuta de TVP; José Trigueirinho Neto – *Glossário esotérico* – Ed. Pensamento.

HINDUÍSMO – Fonte: J. B. Bergua, notas do Ramayana, citado por Helena P. Blavatsky

HOLÍSTICA(O) – Fonte: Pierre Weil – *Nova linguagem holística* – Ed. Espaço e Tempo.

I CHING – Fonte: *O livro das mutações*; Alaíde Mutzenbecher

INSTITUTO ESALEN – Fonte: Luiz Sauer

INTUIÇÃO – Fonte: H. P. Blavatsky – *Glossário teosófico* – Ed. Ground

ISOSTRETCHING – Fonte: Bernard Redondo – "*Isostretching* – A ginástica da coluna", citada pela Dra. Carla Ferreira Queiroz.

JIN SHIN JYUTSU – Fonte: Toshiko Kido Matsuda – Revista *Técnicas de Relaxamento*.

KARMA – Fonte: José Trigueirinho Netto – *Glossário esotérico* – Ed. Pensamento; Wagner Alegretti – Pesquisador do IIPC – Instituto Internacional de Projeciologia e Conscienciologia.

KUM NYE – Fonte: Tarthang Tulku – *Kum nye – Técnicas de relaxamento* – Ed. Pensamento.

LIVRE ARBÍTRIO – Fontes: *Dicionário Aurélio*; *Dicionário Michaelis*; José Trigueirinho Neto – *Glossário esotérico* – Ed. Pensamento.

LONGEVIDADE – Fontes: Helena P. Blavatsky – *Glossário teosófico* – Ed. Ground; Jairo Mancilha e Luiz Alberto Py – *O caminho da longevidade* – Ed. Rocco.

MAGIA – Fontes: Helena P. Blavastky – *Glossário teosófico*

MAHA LILA – Fonte: Uan Denes Roessler

MASSAGEM DE ESALEN – Fonte: Luiz Sauer

MAYA (MÂYÂ) – Fonte: Helena P. Blavatsky – *Glossário teosófico*

MEDICINA HOLÍSTICA – Fonte: Pierre Weil – *Nova linguagem holística – Um guia alfabético* – Ed. Espaço e Tempo.

MEDICINA ORTOMOLECULAR – Fonte: Dra. Dina Kaufman

MEDICINA TRADICIONAL CHINESA – Fonte: Dra. Dina Kaufman

MEDITAÇÃO TRANSCENDENTAL (MT) – Fonte: Sociedade Internacional de Meditação Transcendental.

MEDIUNIDADE – Fontes: Bismael B. Moraes – *Mediunidade, um resumo*; Gilberto Schoereder – *Dicionário do Mundo Misterioso* – Ed. Nova Era; Revista *Superinteressante* (edição 180, setembro 2002)

MERIDIANOS – Fonte: *Enciclopédia familiar da saúde*

MERIDIANOS (tabela) – Fonte: Yin Hui He e Zhang Bai Ne – *Teoria básica da Medicina Tradicional Chinesa* – Tradução e Adaptação Dina Kaufman – Ed. Atheneu

MOXA (MOXABUSTÃO) – Fonte: *Enciclopédia familiar da saúde* – Clube Internacional do Livro

MUSICOTERAPIA – Fonte: Federação Mundial de Musicoterapia.

NOVA ERA – Fonte: Pierre Weil – *Nova linguagem holística – Um guia alfabético* – Ed. Espaço e Tempo

NUMEROLOGIA – Fonte: Celina Lago

OLIGOTERAPIA – Fonte: Haydée Lacaze

ONDAS CEREBRAIS – Fonte: Martin Claret – *Mente criativa* – Coleção Autoprogramação Mental – Ed. Martin Claret Clipping

ORAÇÃO – Fontes: José Trigueirinho Netto – *Glossário esotérico* – Ed. Pensamento; Helena P. Blavatsky – *Glossário teosófico* – Ed. Ground; *As mais belas orações de todos os tempos* – Seleção e tradução de Rose Marie Muraro e Frei Raimundo Cintra – Ed. Pensamento

OSTEOPATIA – Fonte: Elaine Monteiro de Carvalho – Osteopata

PARAPSICOLOGIA – Fonte: Gilberto Schoereder – *Dicionário do Mundo Misterioso* – Ed. Nova Era.

PELE – Fonte: Euder Airon – "A pele, o convívio e o Planeta" *in* Revista *Seja* – Leitura Corporal em Revista.

PILATES – Fonte: Teresa Camarão; Cristina Abrami e Johnson & Johnson;

PROGRAMAÇÃO NEUROLINGÜÍSTICA (PNL) – Fonte: José Figueira.

PRECE DO CORPO (*THE GODDESS BODYPRAYER*) – Fonte: Aparecida Sauer

PRECOGNIÇÃO – Fonte: Gilberto Schoereder – *Dicionário do Mundo Misterioso* – Ed. Nova Era

PROCESSO HOFFMAN – Fonte: Instituto Hoffman do Rio de Janeiro

PSICOLOGIA TRANSPESSOAL – Fonte: Carlos Antonio Fragoso Guimarães – *A psicologia transpessoal*; Pierre Weil – *Nova linguagem holística – Um guia alfabético* – Ed. Espaço e Tempo

QUARTO CAMINHO – Fonte: Christian Paterham – *Eneagrama – Um caminho para seu desenvolvimento individual e profissional* – Ed. Quartet; P.D. Ouspensky – *Fragmentos de um ensinamento desconhecido (em busca do milagroso)* – Ed. Pensamento

QUIROPRAXIA – Fonte: Dr. Plínio Barreto – (Associação Brasileira de Quiropraxia)

RADIESTESIA – Fonte: Ana Maria Souza

GRÁFICOS RADIÔNICOS – Fontes: Ana Maria Souza; *Enciclopédia familiar da saúde*

REENCARNAÇÃO – Fontes: José Trigueirinho Neto – *Glossário esotérico* – Ed. Pensamento; Helena P. Blavatsky – *Glossário teosófico* – Ed. Ground.; Lynn Elwell Sparrow – *Reencarnação* – Ed. Pensamento

REGRESSÃO – Fontes: Gilberto Schoereder – *Dicionário do Mundo Misterioso* – Ed. Nova Era.

RELAXAMENTO – Fonte: *Guia completo das medicinas alternativas* – Diversos autores

RENASCIMENTO (*REBIRTHING*) – Fonte: Leonard Orr – *The concious connection rebirth international* (Virgínia – EUA) e *Prosperity International*; www.condorblanco.com;

RESPIRAÇÃO – Fonte: Pedro Kupfer; Cd-Rom *Enciclopédia das artes marciais*

RISOTERAPIA – Fontes: Entrevista com Eduardo Lambert, especializado em terapias holísticas, autor do livro *A terapia do riso* – Ed. Pensamento

ROLFING – Fonte: Teresa Camarão.

RPG – Fontes: Sociedade Brasileira de RPG; *Internet*; Ana Cláudia N. Seixas – Fisioterapeuta e Rpgista.

RPG / RPM – Fonte: Dra. Mônica P. Bali – Fisioterapeuta.

SABEDORIA – Fonte: José Trigueirinho Neto – *Glossário esotérico* – Ed. Pensamento

SANSÂRA (SAMSÂRA) – Fonte: Helena P. Blavatsky – *Glossário teosófico* – Ed. Ground

SANTO DAIME (ou *AYAHUASCA*) – Fonte: Vera Fróes – *História do povo de Juramidam*

SINCRONICIDADE – Fontes: Jean e Alain Chevalier – *Dicionário de símbolos* – Ed. José Olympio, 1988; C.G. Jung – *Memórias, sonhos, reflexões* – Ed. Nova Fronteira, 1986; Kaplan-Williams – *Elementos da sonhoterapia* – Ediouro, 1998; Etienne Perrot – *O caminho da transformação segundo Jung e a Alquimia* – Ed. Paulus, 1998; Wilda Tanner – *O mundo místico, mágico e maravilhoso dos sonhos* – Ed. Pensamento, 1997; Jean-Yves Leloup – *O corpo e seus símbolos* – Ed. Vozes, 1998; Glenn Perry, Ph.D. – citado pela Revista *Frater*; Letra de *Sincronicity I* de Sting (*The Police*), traduzida por Verônica Castro

SISTEMA *ULTRAMIND* – Fonte: Sistema *Ultramind*.

SONHOS – Fonte: Gilberto Schoereder – *Dicionário do Mundo Misterioso* – Ed. Nova Era

SONO – Fontes: www.sono.com.br – Programa *Ciência Hoje* – Canal Futura

SUFISMO – Fontes: Débora F. Lerrer; www.estoriassufis.hpg.ig.com.br/Sufismo.htm; www.orientemediohp.hpg.ig.com.br/htm/sufismo.htm; Matias José Ribeiro – www.attar.com.br/jt3.htm.

TAO – Fontes: *Enciclopédia familiar da saúde*

TÉCNICA ALEXANDER – Fonte: ABTA – Associação Brasileira da Técnica Alexander

TÉCNICAS DOS *ISHAYAS* (ou ASCENSÃO *ISHAYAS*) – Fonte: Ana Carvalho – Jornalista

TELECINESE – Fonte: *Dicionário Aurélio*; Gilberto Schoereder – *Dicionário do Mundo Misterioso* – Ed. Nova Era.

TELEPATIA – Fonte: citação Paul Brunton; José Trigueirinho Neto – *Glossário esotérico* – Ed. Pensamento

TEMPO – Fonte: H.P. Blavatsky – *Glossário teosófico* – Ed. Ground

TENDA DO SUOR (ou TEMASCAL) – Fonte: Lerix – Instrutor Internacional de Temascal da Organização Condor Blanco.

TEOSOFIA – Fontes: Helena P. Blavatsky – *Glossário teosófico* – Ed. Ground; H.P. Blavatsky – *Síntese da doutrina secreta* – Introdução de Cordélia Alvarenga de Figueiredo – Ed. Pensamento.

TRADIÇÃO – Fontes: Jung; Mário Meunier; Rosane Volpatto;

TRANSGÊNICOS – Fontes: Dr. Luiz Meira, médico de família; www.aprendebrasil.com.br – www.educacional.com.br

TVP – TERAPIA DE VIDAS PASSADAS – Fontes: SBTVP – Sociedade Brasileira de Terapia de Vida Passada; Célia Resende – Terapeuta de Vidas passadas

URINOTERAPIA (ou OU TERAPIA PELA URINA) – Fontes: J.W. Armstrong – *The water of life: a treatise on Urine Therapy* – Health Science Press, 1990; Tikumagawa Hiroshi – *Cura-te a ti mesmo: terapia do real* – Madras Editor, 1998; Denise G. Machado – *Urinoterapia* – Irdin Editora, 1999; *Internet*

VEDAS – Fontes: Helena P. Blavatsky – *Glossário teosófico* – Ed. Ground; José Trigueirinho Neto – *Glossário esotérico* – Ed. Pensamento

VENTOSAS (VENTOSATERAPIA) – Fonte: Ana Cristina de Abreu Scalopi   terapeuta corporal holística.

VISUALIZAÇÃO – Fontes: *Dicionário Aurélio*; Tarthang Tulku – *Gestos de equilíbrio* – Ed. Pensamento

VOZ – Fonte: Sonia Prazeres – vozterapeuta

VOZTERAPIA – Fonte: Sonia Prazeres – vozterapeuta

WATSU – Fonte: Dra. Alessandra Santiago Villela – Fisioterapeuta

WICCA – Fonte: Mônica Dubeux

YIN E *YANG* – Fonte: *Enciclopédia familiar da saúde*; Alayde Mutzenbecher;

YOGA-TERAPIA-HORMONAL (YTH) – Fonte: Profa. Dinah Rodrigues

ZODÍACO – Fonte: Cláudia Lisboa

agradecimento especial

A Joaquim Vicente pela pesquisa, pela colaboração e pela parceria.

agradecimentos

Adriana Tajtelbaum, Alaíde Mutzenbecher, Alvaro Piano, Ana Branco, Ana Carvalho, Ana Maria Souza, Aparecida Sauer, Célia Resende, Celina Lago, Cláudia Coutinho, Cláudia Lisboa, Cláudia Quadros, Danielle Alvim, Débora Weinberg, Diana de Assis, Dina Kaufman, Dinah Rodrigues, Elaine Monteiro de Carvalho, Fernando Carneiro Travi, Graça Faria, Izabel Teixeira, Jairo Mancilha, Jaqueline Porto, Luiz Alberto Py, Luiz Sauer, Mônica Lacombe, Mônica Dubeux, Mônica Neves, Renata Conde, Renate Tirler, Solange Máris Menta, Plínio Barreto, Sonia Joppert, Sônia Verônica Barbosa, Thais Accioly, Teresa Camarão, Tiago Emerin Almeira, Veronica A. P. Affonso

Composto em Garamond Three, corpo 10,5 sobre 13,5.
Impresso em papel Couche Matt 150g,
pela Gráfica Imprinta, em novembro de 2003.